不一样的生机饮食养生法系列

[不一样的] 蔬果汁

吴永志 Dr. Tom Wu 著

国际生机饮食疗愈专家

百病对症解决方案

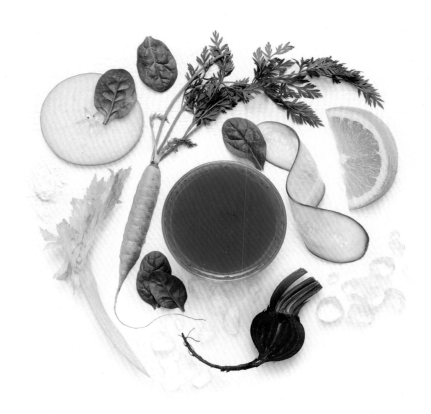

江西科学技术出版社

图书在版编目（CIP）数据

不一样的蔬果汁 / 吴永志著 . -- 南昌：江西科学
技术出版社，2020.5
ISBN 978-7-5390-7016-2

Ⅰ . ①不… Ⅱ . ①吴… Ⅲ . ①蔬菜—饮料—食物疗法
②果汁饮料—食物疗法③蔬菜—饮料—制作④果汁饮料—
制作 Ⅳ . ① R247.1 ② TS275.5

中国版本图书馆 CIP 数据核字 (2019) 第 229019 号

国际互联网（Internet）地址：
http: //www.jxkjcbs.com
选题序号：ZK2019320
图书代码：B19244-101

著作权合同登记号 图进字：14-2019-0276

不一样的蔬果汁   吴永志 著

出版发行	江西科学技术出版社	
社　　址	南昌市蓼洲街 2 号附 1 号	邮编：330009
	电话：0791-86624275	传真：0791-86610326
经　　销	各地新华书店	
印　　刷	北京彩虹伟业印刷有限公司	
开　　本	710mm×960mm 1/16	
字　　数	212 千字	
印　　张	18	
版　　次	2020 年 5 月第 1 版　2020 年 5 月第 1 次印刷	
书　　号	ISBN 978-7-5390-7016-2	
定　　价	68.00 元	

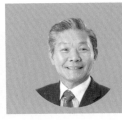

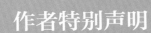
作者特别声明

　　本书旨在将个人多年的养生与临床经验和读者分享，以使读者能借此彻底改变饮食与生活习惯，并向读者提供保健防病之参考（但绝对不能取代医疗）。

　　读者若有疾病（包括癌症）或身体不适，务必遵照专业医师指示治疗，并同时实践生机饮食，双管齐下，可以得到更好的效果。

　　书中所有内容仅供保健防病、信息参考之用，绝非任何诊断或医疗方法，也不是推荐药物或自我诊疗的准则。

　　所谓自然疗法，是以天然无害的方式——例如天然的食物——协助人们改善健康状况。本书所提供的任何食疗方法，因个人体质、症状、血型不同，以及个人的自律性、信心、决心、恒心的不一样，就算很努力地实践身体大扫除与大调整，以期用几个月的时间获得健康，效果也不一定相同，因此绝不可一概而论。若尝试执行书中方法四个月后，身体无明显改善，请读者不要一直坚持下去，因为有些食疗方法并不一定对所有人都有效，故不是所有病症都能成功康复，有病症者应尽快寻求医师的专业意见与治疗。

　　另外本人必须严正声明，书中提及的食材及营养食品，只是想让读者得到准确的信息，以方便采购，与本人并无利益关联。敬请读者认清，勿被误导。

　　最后，本人因经常受邀到世界各地演讲或授课，并参与慈善工作，行程紧密，恐无法答复所有读者的电子邮件及传真咨询，敬请读者体谅。

吴永志　Tomih Tom Wu

什么是"生机饮食"？

微信扫码，看吴博士为您
详细解读。

目录 CONTENTS

【作者序】

健康，从每天喝杯不一样的蔬果汁开始！ / 001

第一部分

| 救命的饮食 |
植物生化素是防癌抗病养生专家

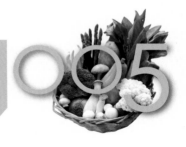

认识植物生化素 / 006

救命食材常见问 Q 答 A / 007

五种重要食材 / 007

Q 为什么天天都要吃番茄、胡萝卜、甜菜根、芦笋、海带？ / 007

蔬菜类 & 豆类 & 玉米 / 008

Q 一般市场销售的蔬菜可以作为生机饮食的食材吗？ / 008

Q 担心吃生菜会有寄生虫卵，可以先汆烫吗？ / 008

Q 天天喝蔬果汁，喝久了需要吃蛔虫药吗？ / 009

Q 有哪些蔬菜不可生食，一定要煮熟吗？ / 009

[甜菜根] / 010

Q 据说红甜菜根中含有甲醛，生食会引发头昏的中毒现象？ / 010

[胡萝卜] / 012

Q 经常吃胡萝卜，皮肤会变黄？ / 012

Q 胡萝卜和番茄经过烹调，才会释放番茄红素？ / 013

[番茄] / 013

Q 据说绿色番茄含有龙葵碱？净化血液蔬果汁中加入 5 个绿色番茄

是为了以毒攻毒吗？ / 013

Q 书中所说的大番茄就是牛番茄吗？ / 014

[君达菜] / 014

Q 君达菜不常见，可有其他替代的食材？ / 014

[发芽豆] / 015

Q 发芽程度是否会影响豆类的营养价值？ / 015

[玉米] / 016

Q 玉米打汁后，需要煮熟才能食用吗？ / 016

Q 玉米的熟度要汆烫多久才算刚刚好，能避免营养流失？ / 016

水果类 / 016

Q 一天内，水果吃多少才算不过量？ / 016

Q 为什么要多吃酸味水果？对身体有何好处？ / 017

[蓝莓] / 019

Q 蓝莓打成汁，会破坏花青素吗？ / 019

[牛油果] / 019

Q 牛油果籽打成汁后可以喝吗？ / 019

[草莓] / 020

Q 购买有机草莓不太容易，有其他替代的水果吗？ / 020

香辛料类 / 020

[朝天椒] / 021

Q 改善头晕蔬果汁中香料食材写的是朝天椒 1 ~ 3 个，但通常 1 个就很辣，
需要加到 3 个吗？还有，为什么我打的蔬果汁喝起来没有甜中带酸的滋
味？ / 021

芝麻类 / 021

[黑白芝麻] / 021

Q 改善宿便所使用的芝麻粉需要先炒熟吗？ / 021

卵磷脂 & 植物油 / 022

[卵磷脂] / 022

Q 为何吃卵磷脂会有恶心、想吐的感觉？ / 022

[椰子油] / 023

Q 椰子油、苦茶油、亚麻籽油等每日固定吃其中一种即可，还是每种都要吃？
摄取量多少较恰当？ / 023

精制面粉食物 / 024

Q 书中提到的溴化物是额外添加的，还是精制面粉类本来就有的成分？ / 024

第二部分

| 对症保健自然饮食法 |
重拾健康就从不一样的蔬果汁开始！

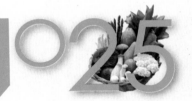

关于蔬果汁保健 / 026

Q 不一样的养生蔬果汁的营养特色是什么？ / 026

Q 不一样的养生蔬果汁与坊间现打蔬果汁有何差异？ / 026

Q 上班族是否可以上班前喝 2 杯蔬果汁，下班晚餐前喝 2 杯蔬果汁，达到 1 天 4
杯的摄取量？ / 027

Q 早上现打的蔬果汁留到晚上再喝可以吗？ / 028

Q 冲泡有机（零污染）蔬菜粉、果汁粉与现打蔬果汁营养有何差异？ / 029

Q 如果外出不方便打蔬果汁，如何注意饮食？ / 030

关于蔬果汁制作 / 031

Q 蔬果汁的材料需要经常更换吗？ / 032

Q 蔬果汁一天喝 6 杯，若是每次喝 1 杯，这样不是很难打汁吗？ / 032

Q 蔬果汁搅打超过 1 分钟会破坏营养成分吗？ / 033

Q 为什么坚果不能直接和蔬果一起打汁？加苹果会氧化掉吗？ / 033

关于蔬果机 / 035

Q 蔬果机转速的快慢，真的会影响打出来的效果吗？ / 035

Q 市售的许多慢磨机、榨汁机、果汁机都强调用来打蔬果汁有益健康，但价格比强
马力蔬果机平价多了，该怎么选择？ / 035

Q 近年来市面上流行的低转速的蔬果机好吗？ / 037

Q 使用高速的蔬果机会产生高热，是否会破坏营养成分？可加冰块搅打吗？ / 037

关于活性好水 / 038

Q 身体是否要维持弱碱性，才较不易生病？如何维持？ / 038

Q 水究竟是中性好，还是酸性佳？ / 040

Q 怎样喝水最健康？ / 041

Q 一天可摄取超过 10000 毫升的水？ / 042

Q 市售瓶装水是活性好水吗？活性好水要如何取得或自制？ / 042

Q 活性好水有其他可以替代的饮用水吗？ / 043

参考不一样的对症自然饮食法 / 044

体重管理 / 044

Q 为了瘦身，每餐吃一个大番茄（夏天则改吃生菜沙拉），早餐吃全麦吐司，未进
食淀粉食物，结果冬天却怕冷！该如何兼顾健康与瘦身？ / 044

美容窈窕蔬果汁 / 045

Q 喝蔬果汁只会瘦身吗？想增加体重也可以喝吗？本身就不胖，如何在喝蔬果汁时
维持体重？ / 047

Q 腰围超标，如何用自然养生法减少内脏脂肪及成功瘦身？ / 048

清肠瘦身蔬果汁 / 051

轻松减重的 7 大饮食关键 / 053

防癌抗癌 / 055

Q 因为食用油不够安全，可以喝蔬果汁来排身体里的劣油毒素吗？ / 055

　强化肝脏功能蔬果汁 / 060

Q 已经在做化疗，无法吃生食的人是否不适用生机饮食法？ / 062

Q 癌症化疗时可以喝蔬果汁吗？会不会有感染的问题？ / 065

Q 癌症病患可以吃豆类、豆浆吗？肉类可以吃吗？ / 068

Q 如何用生机饮食法来战胜癌症？ / 068

Q 抗癌良药除了正确的饮食与运动外，正向的情绪真的也有助于对抗癌症吗？ / 071

[大肠直肠癌] / 071

Q 直肠癌二期，有开刀，没化疗，癌指数不超过 2，脸色黯沉，排便较硬，半夜经常
　口干口臭，该如何调整饮食？ / 071

Q 大肠癌二期开刀后超过 5 年，有定期复检，但因有糖尿病，糖化血色素较高，有
　什么建议的饮食或运动？ / 076

Q 大肠癌三期，开完刀，化疗期间该如何饮食？旅行在外的饮食怎么办？ / 077

[肝癌] / 083

Q 肝癌扩散至脑部，如何执行生机饮食与运动法？ / 083

Q 因肝癌一期开刀切除部分肝脏后执行自然养生法，一段时间后到医院检查，原
　本肝内 2 厘米的良性血管瘤已不见，不过胆红素值 2.0mg/dl，比参考值 0.2 ~
　1.2mg/dl 仍高出许多，该如何改善？ / 087

[胃癌] / 089

Q 得了胃癌且全胃切除了，还能执行自然养生法来维持健康吗？ / 089

[鼻咽癌] / 090

Q 为何时常闻到妈妈有异味？而且她经常喉咙不舒服、胸闷。请问得了鼻咽癌，如何
　执行不一样的自然养生法？ / 090

[口腔癌] / 092

Q 口腔癌初期已切除，该怎样调理饮食比较好？ / 092

[乳腺癌] / 094

Q 罹患乳腺癌二期，已开刀及做完化疗，应如何保健？ / 094

Q 乳腺癌患者真的不宜吃大量豆类制品吗？摄取哪些蔬果比较好？ / 096

乳房保健蔬果汁 / 098

[肾脏癌] / 100

Q 肾脏癌初期，但肾脏已切除，饮食应该怎么调理？ / 100

应对肾脏衰竭的特别蔬果汁 / 101

[前列腺癌] / 101

Q 老年人，前列腺癌手术约三年，又有轻微失智症，可用自然疗法改善吗？ / 101

卵巢前列腺保健蔬果汁 / 103

[血癌] / 105

Q 血癌患者如何用自然养生法来调理身体？ / 105

心血管系统保健 / 109

[高血压] / 109

Q 现在正服用降血压药，如何用自然饮食而非药物来控制血压？ / 109

Q 血型 A 型，工作容易紧张、焦虑，用眼及脑过度，常失眠、头晕、头痛，如何通过执行自然养生法来改善？ / 110

增强精力蔬果汁 / 112

[颈动脉栓塞] / 113

Q 颈动脉栓塞，如何用蔬果汁自然养生法来调养身体？ / 113

Q 如何快速降低甘油三酯？ / 115

神经系统保健 / 115

[失眠] / 115

Q 失眠的原因有哪些？自然养生法可以改善失眠吗？ / 115

有助睡眠蔬果汁 / 119

[健忘] / 121

Q 如何用自然养生法来增强记忆力？ / 121

提高记忆力蔬果汁 / 122

Q 担心家中长辈有失智症，可用自然养生法改善吗？ / 125

净血降压蔬果汁 / 127

改善高血压蔬果汁 / 128

改善低血压蔬果汁 / 130

[帕金森病] / 132

Q 罹患帕金森病，全身僵硬，走路迟缓，吃药有助于改善，但只能维持几个钟头，
调整饮食有帮助吗？ / 132

增强肾脏和肾上腺素蔬果汁 / 135

呼吸系统保健 / 136

[过敏] / 136

Q 小孩长期鼻过敏如何改善？而且不爱吃青菜水果，怎样帮助他？ / 136

改善小孩长期鼻过敏蔬果汁 / 138

Q 鼻子过敏长达 20 年之久，总无法改善，手脚也冰冷，该怎么调养？ / 139

Q 不知是不是过敏的原因，很容易紧张、焦虑、掉头发，怎么办？ / 141

[气喘] / 143

Q 小孩过敏又气喘，有哪些食物可以吃或不可以吃？ / 143

Q 7 岁小儿气喘，应如何用食疗来改善？ / 145

Q 因为气喘长期吃药而骨质流失影响脊椎，该如何用饮食或运动改善？ / 147

[咳嗽] / 149

Q 长期咳嗽该用怎样的食疗来调整与保养身体？ / 149

Q 健康检查显示肺脏非小细胞癌指标偏高一点点，怎么办？ / 151

[感冒] / 152

Q 可以靠喝蔬果汁或运动来防范细菌或病毒吗？ / 152

　　强化肺肠蔬果汁 / 160

Q 感冒时，如何用自然养生法来改善症状？或有哪些食物不能吃？ / 162

消化系统保健 / 164

[胃酸逆流] / 164

Q 有胃酸逆流的人可以吃很酸的水果吗？辣椒、胡椒粉是不是也可以吃？ / 164

[胀气] / 164

Q 胀气严重，可以用自然饮食法来改善吗？ / 164

[胃黏膜薄] / 165

Q 对于胃黏膜薄的人，生食是否会伤胃？肠胃不好，长期喝蔬果汁会过寒吗？ / 165

[出血性胃溃疡] / 166

Q 出血性胃溃疡该如何通过饮食调理？稀饭可以吃吗？ / 166

[胆囊切除] / 168

Q 切除胆囊多年，饮食是否仍需特别注意？是否可跟正常人的饮食一样？ / 168

[排便异常] / 169

Q 肠胃科医生说："一天大便超过 4 次属于不正常。"所以 4 ~ 6 次就更不好？ /169

Q 每天喝1000 毫升蔬果汁，也多吃蔬果，但排便还是不够3~4次，该如何改进？/ 170

[便秘] / 171

Q 吃素也会便秘吗？是吃法不正确还是肠子跟别人不同？ / 171

Q 怕冷又怕热，无法正常吃睡，尤其深受便秘困扰，该怎么用饮食调理？ / 172

[痔疮] / 174

Ⓠ 有外痔已治疗处理，但每日清晨想大便时，偶尔无法控制，该如何以自然养生法
　调理？ / 174

内分泌系统保健 / 176

Ⓠ 长期疲惫，现已能正常睡眠，但仍有疲惫感，该如何让细胞恢复健康？ / 176

肌肉骨骼系统保健 / 177

[手脚冰冷] / 177

Ⓠ 手脚冰冷，适合用生机饮食来改善吗？ / 177

[手脚发麻] / 179

Ⓠ 手脚常发麻，可以通过饮食或运动按摩改善吗？ / 179

[脊椎侧弯] / 180

Ⓠ 有脊椎侧弯问题，饮食方面需要注意什么？做调息运动能改善吗？ / 180

　　强化筋骨蔬果汁 / 182

　　脊椎侧弯保健蔬果汁 / 183

[痛风] / 185

Ⓠ 如何靠自然饮食来改善尿酸过高的情形？ / 185

[坐骨神经痛] / 186

Ⓠ 左边有轻微坐骨神经痛，梨状肌轻微发炎，站久了或走久了小腿及大腿会麻酸痛，
　可通过饮食或运动改善吗？ / 186

[足底筋膜炎] / 187

Ⓠ 足底筋膜炎是什么原因引起的？自然疗法有方法改善吗？ / 187

皮肤 & 免疫系统保健 / 188

[皮肤过敏、异位性皮肤炎] / 188

Ⓠ 皮肤过敏、异位性皮肤炎，如何通过饮食改善？ / 188

[灰指甲] / 190

Q 灰指甲是什么原因引起的？自然疗法有方法改善吗？ / 190

[干燥症] / 191

Q 干燥症应如何通过吃生机饮食来改善？ / 191

清肾补肾蔬果汁 / 192

[类风湿性关节炎] / 194

Q 类风湿性关节炎如何通过饮食改善？ / 194

[红斑狼疮] / 195

Q 红斑狼疮患者该如何注意饮食？ / 195

眼科保健 / 197

[视力模糊] / 197

Q 上了年纪，眼睛退化，视力模糊，该如何调整饮食或通过运动减缓症状？ / 197

妇科保健 / 199

[经期] / 199

Q 长期痛经，可以通过食疗改善吗？ / 199

[更年期] / 200

Q 42岁，经期已停止8个月，是不是更年期提前？可通过饮食调理吗？ / 200

Q 正值60岁大关，应如何做饮食保健？是否要吃素？胆固醇一直居高不下，要如何以食疗替代药物维持正常？ / 202

妇科病症 / 203

Q 中医师诊断为虚寒体质，尤其白带过多，也适合长期喝蔬果汁吗？ / 203

Q 子宫长肌瘤，该怎么调整饮食？ / 205

Q 乳房有钙化，应如何通过自然养生法来改善？ / 207

怀孕 / 210

Q 想生宝宝，喝蔬果汁有助于调养身体及增大受孕概率吗？ / 210

Q 如果想怀孕，必须在经前 1 个星期内行房，但是月经不准怎么办？ / 214

Q 如何借由饮食、运动与按摩来提高受孕率？ / 214

儿科保健 / 216

Q 要如何调配适合婴幼儿喝的营养蔬果汁？ / 216

Q 喝羊奶真的比牛奶好吗？婴幼儿也可以喝吗？ / 218

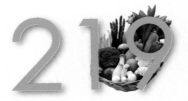

附录

附录 1 血型决定你的饮食与运动＆图解建议参考表 / 220

附录 2 制作 "不一样的蔬果汁" 常用食材处理秘诀＆分解动作图 / 224

附录 3 动手做 "清血毒全营养蔬果汁" / 226

附录 4 动手做新鲜的生菜沙拉＋五谷豆米饭＋人参茶 / 228

附录 5 跟着做 "快步走" ＆ "357" 深呼吸运动 / 230

附录 6 癌症筛检指标（Cancer Markers）参考 / 232

附录 7 完全解析 "四天排胆石，净化胆囊与肝脏" 的方法 / 236

附录 8 养生调息运动 / 241

附录 9 痛风个案参考（饮食／生活／运动／营养计划）/ 242

附录 10 高血压个案参考（饮食／生活／运动／营养计划）/ 251

附录 11 维生素 D_3 / 259

附录 12 冷热浴可提升免疫力和改善血液循环 / 262

附录 13 神奇脚部按摩法 / 265

附录 14 足部反射区彩色图解参考 / 267

附录 15 部分营养品功效查询表 / 269

附录 16 掌握养生四大要诀 / 270

健康，从每天喝杯不一样的**蔬果汁**开始！

2008 年，我出版《不一样的自然养生法》（繁体版）的最主要目的，是分享我积累了几十年的临床经验，让读者知道健康的关键来自于蔬果、种子中的植物生化素，只要下定决心，就能通过每天喝蔬果汁、改变饮食与生活习惯，带给自己意想不到的健康收获。

2011 年，我再出版《让食物与运动成为你的健康良药》（繁体版），则是希望读者明白除了喝对蔬果汁和吃对食物以外，正确且适量的运动也是让身体健康的良药。另外，我很认同足底与全身的按摩法是有益健康的保健方法。因此我极力推广将天然有机食物与调息运动当作平日的药物，不必把药物长期地当成食物，且在生活中就能执行的防癌对症自然养生法。

2013 年，出版社为满足广大读者的阅读与实践需求，重新把我的第一本书《不一样的自然养生法》中的重要观念与做法，通过优化字体、采用大量彩色图解与表格来呈现，诞生了《不一样的自然养生法·全彩图解珍藏版》（繁体版），相信更贴近读者，能帮助读者更快入门。

我衷心祈求读者们，看完书后能付诸行动，重获身心灵健康。尤其让我高兴的是，出版多年以来，我收到无数读者执行后的成效反馈，例如：

● 我有心脏衰竭病史，通过努力实践您写的三本书中的内容，终于改善了健康状况，谢谢您把一生中宝贵的经历和我们分享。吃对食物才是健康的第一步，原来我是因为多年来吃错食物而得的重病，差点儿没命。看完书后，最大的收获是找回健康。

● 因为蔬果汁及饮食调整，我得以化解我的癌细胞，真的是太感谢您了……

● 实践了书中的饮食与生活作息建议后，我的血压已降到不用再服用降压药了……

● 几十年的高血糖，天天靠着药物控制，直到实践书中的蔬果汁食谱，才下降到正常的指数。跟医师讨论后，就不再服药了……

● 多年便秘、靠药物才能勉强每周排便一次的我，按照书中的每日饮食建议实践后，没想到短短两个月，每天就很容易有两次排便。希望不久的将来，能达到您要求的每天三次。

● 我的朋友有很严重的过敏症状，我将《不一样的自然养生法》送给他。他只喝了两个月的蔬果汁，过敏症状就改善了不少。

● 我长年手脚冰冷，按照书中的方法饮食和洗冷热浴，不到一个月，手脚都温暖起来了，也不再怕冷。

● 我几近白发的母亲，在短短几个月内，白发都变成灰色。全家都很高兴，也跟着您的蔬果汁食谱，实践起来……

● 我今年 26 岁，但经期一直不准，有时迟迟不来。喝了书中推荐的蔬果汁，现在又正常了，真高兴……

● 结婚已经 8 年都无法怀孕，而且经期来时有很多硬块。喝了几个月的卵巢保健蔬果汁，让我改善了身体，也让我重燃怀孕的希望……

● 照着喝您指导的清血蔬果汁半年后，感谢神让我已经成为高龄产妇 3 个月了，连不孕专科医师都感到很神奇……

不论是读者当面开心地跟我分享或是通过电子邮件发来喜讯，我都很开心，希望带给每个人健康。也因为读者的认真执行，善待自己的身体，才能让健康找上自己。

　　书中的蔬果汁，大多为保健防病、防癌、防老之用，不管是年长者、年轻人或小孩子，只要是平时常感觉疲倦、无精打采或常生病，都可以试试按照书中的建议去改变生活饮食习惯，每天喝 4 杯以上的相关蔬果汁，就能渐渐改善自己的身体。

　　只要你肯给身体一个机会，供应足够的全营养食物和植物生化素，让免疫和自愈系统有足够的材料来修补，恢复正常的功能，你就有机会重拾已失的健康和精力。

　　但如果已经有很严重的疾病了，就应该立刻请专业的医师治疗，同时赶紧饮用依个人体质设计的蔬果汁并搭配目标营养品，三管齐下，将会收到更好的效果。如果罹患严重疾病，一定要用清醒的头脑理智分析后再决定未来的康复之路应该怎么走，千万不要乱了阵脚。**书中的案例主人公，都是经过实践量身设计的蔬果汁食谱并搭配所需的目标营养品后，才渐渐恢复健康。**

　　所以除了听从医生的建议外，病友们也应该立刻改变生活饮食习惯。问问自己：为什么会生病？是不是天天吃进了很多的化学毒素，累积了十年、二十年，在体内无法排出，才让自己走向疾病？所以在决定跟随医师治疗的同时或更早之前，**一定要给身体一个机会，做个体内大扫除，饮用特制蔬果汁至少一个月或两个月，四个月则更好，让自己有机会进行身体大扫除，使体内的毒素下降，给免疫和自愈系统有时间松口气，吸收更多的营养和植物生化素，来间接提高专业医师所建议的治疗的成效。**

　　这些年来，除了读者的感谢信外，也有很多读者看了书后，在实践当中产生了很多疑虑，急切地想得到解答。但因为我经年累月到世界各地演讲或授课，离家经常是一个星期、一个月或两个月，所以时间上很难配合，为此我真的感到抱歉，也希望没收到回答的读者能够予以宽恕和体谅，我已经尽最大的力量，一有时间便答复你们的问题。

也因为这样，我决定再写这本《不一样的蔬果汁》，让读者能更清楚地理解这套养生法的重点，并下定决心去实践。

书中提供的蔬果汁，都有其特别的效果，就算对你而言不是那么直接的功效，也不会有不良的反应。例如你的另一半喝乳房保健蔬果汁，你当然也能一起喝，并不用担心喝了对自己有什么影响；同样若是你喝前列腺保健蔬果汁，你的家人一起喝了也有益健康。所以为了改善自己的免疫及自愈系统，养成每天饮用蔬果汁的好习惯，就能让健康之神敲上门。

我在书中不断提醒大家：**世界上不会有只用一种治疗方法或只吃某一种营养品就能把病治好的事，尤其是癌症，一定要身心灵这三方面都要同时注意，还有病人的年龄、体质、代谢状况，以及信心、恒心、耐心、自律，都会影响病症的康复效果。只要真心愿意、乐意、善意地去执行，成效必然会有很大的不同。**

我相信，保持一颗喜乐的心，切实地照顾好自己的身体，你周围的亲朋好友见到你时，定会好奇地问：

"你是用了什么保养品，让皮肤变得红润好看？"

"你是吃了什么保健食品，让身材变得胖瘦适中？"

"你是吃了什么仙丹妙药，让身体越来越健康有活力？"

请你开心地分享：

"我只是照着书调整了生活及饮食习惯和做对运动，并且喝了不一样的蔬果汁。"

祝福各位读者在未来的人生中活得健康、喜乐。

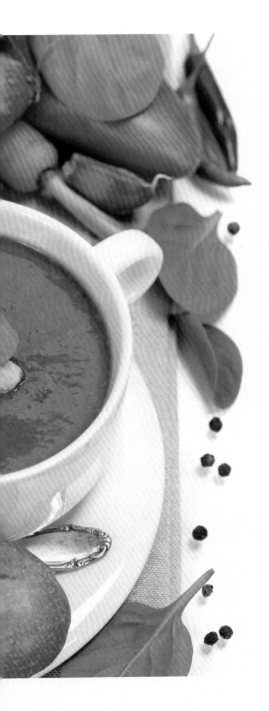

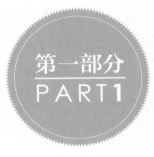

第一部分
PART1

| 救命的饮食 |

植物生化素是防癌抗病养生专家

认识植物生化素

　　大自然中的植物，除了含丰富的维生素、矿物质、纤维素之外，还含有其他已知的或未知的植物性营养成分，科学家们将这些营养成分统称为"植物生化素（Phytochemicals）"，意思是大自然的植物中富含的多种营养成分。而这些植物生化素有些已被科学家发现，例如类黄酮、多酚类、大蒜素、番茄红素等。

　　一般来说，植物生化素多存在于植物的表皮纤维下、果核中、菜茎皮下以及种子中，天然的新鲜蔬果本身就有强大的医治力量！但可惜的是，维生素、酶（即酵素）、植物生化素等营养成分，在食物烹煮的过程中会逐渐流失，因此建议每天将各式各样的蔬菜水果洗净后，不剥皮、不去心、不去籽，切成块状，将其打成蔬果汁，1 天至少喝 4 ~ 6 杯（生病的人需喝到 8 杯）。这样坚持下去，不但可以增强我们的免疫力，预防癌症及各种慢性病，还能延年益寿、返老还童，可以说真正解决了现代人的健康难题。

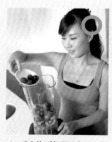

▲ 制作蔬果汁不去皮、不去籽，才能摄取完整的植物生化素

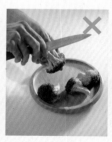

▲ 削西兰花皮

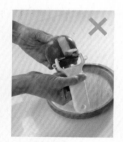

▲ 削苹果皮

| 救命食材**常见问** Q 答 A

五种重要食材

Q 为什么天天都要吃番茄、胡萝卜、甜菜根、芦笋、海带?

A 天天都要吃番茄、胡萝卜、甜菜根、芦笋、海带,是因为它们能给不同的身

体器官提供养分。

- 番茄可保护心脏、乳房和前列腺。

- 胡萝卜可保护肺脏、免疫系统和眼睛。

- 甜菜根能保护肝、胆、胃和大脑。

- 芦笋能保护肾脏、膀胱和脊椎。

- 海带可保护甲状腺、肾上腺、卵巢和乳房。

如果买不到新鲜的甜菜根,可以暂时以冲泡式的红甜菜根精力汤代替,但是

最好还是以新鲜的为主,以保证摄取较多的能量。

蔬菜类 & 豆类 & 玉米

Q　一般市场销售的蔬菜可以作为生机饮食的食材吗？

A　生机饮食讲究的是使用有生命、无农药的有机蔬菜、水果。如果真的没办法全部使用有机的蔬果，购买一般市面上销售的蔬果也无妨，只要妥善清洗干净即可，总比完全不实践生机饮食来得好。

Q　担心吃生菜会有寄生虫卵，可以先氽烫吗？

A　如果担心生菜会有寄生虫卵问题，而想利用开水烫死虫卵，至少要氽烫 15 分钟才能除掉虫卵，但这样一来，蔬菜中的酶和维生素也会被高温毁掉了。其实，将生菜放入 3.5 匹马力（一马力约合 735 瓦）的蔬果机中搅打 2 分钟，就可以消除寄生虫和虫卵。

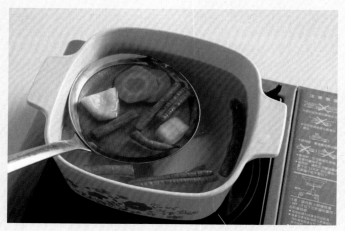

▲ 利用开水氽烫杀死蔬菜虫卵至少要 15 分钟

Q 天天喝蔬果汁，喝久了需要吃蛔虫药吗？

A 即使天天喝蔬果汁，也不用担心会感染任何细菌和寄生虫，因为蔬果汁里都加入了能杀菌或消灭病毒的香辛料。

Q 有哪些蔬菜不可生食，一定要煮熟吗？

A 大部分蔬菜都可以生食，只有极小部分的蔬菜，例如芋头、竹笋、香菇，一定要煮熟才能吃。**原因是芋头生吃嘴巴会痒，而竹笋、香菇的纤维质太硬，不容易消化。**

不可生食的蔬菜

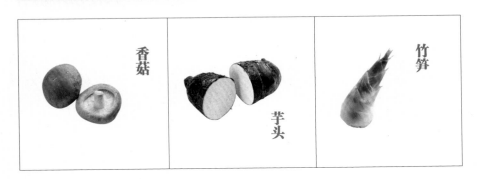

香菇　芋头　竹笋

甜菜根

Q 据说红甜菜根中含有甲醛，生食会引发头昏的中毒现象？

A 曾经有位读者看到某一本书中写着"1000克的生红甜菜根含有5～6毫克的甲醛，食用后会引发头晕、中毒的现象"，就担心生食红甜菜根会中毒，可是我的书中并没有教你要一次吃完1000克的红甜菜根！而且生机饮食并不主张只喝单一种类的蔬果汁，每道蔬果汁中都含有至少4种蔬菜、可中和生冷寒凉的香辛料、好水及水果，怎么可能会造成头晕！

并且，也有研究发现，造成头晕的并不是甲醛，而是红甜菜根中含量极高的超级抗氧化剂——谷胱甘肽（glutathione）。这种营养素能够帮助肝脏排出大量的毒素，当这些毒素流入血液（等待排出体外）时，便会引起头晕。

 Dr. Tom Wu 健康教室

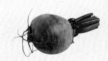

甜菜根的叶片含有丰富的钾，对于改善心脏病颇有良效。所以打蔬果汁时，也可将叶片洗净一同搅打。菜根对肝脏颇有助益，所以对于常喝酒抽烟的人、肠胃消化不良的人、贫血的人等都很有帮助。甜菜根除了常腹泻的人不适合吃太多外，绝大部分人都适合食用。

几乎所有的蔬果都含有专家所说的毒素，例如：番茄、马铃薯含有龙葵碱；胡萝卜、草莓含有砷（即砒霜）；杏仁、桃含有苯甲醛；芥蓝菜含有汞；红甜菜根、紫薯含有甲醛等。世界上顶尖的医学及其他学科的专家也发现红甜菜根含有几百种能治病、防病、防癌、防老的植物生化素，但直到目前，充其量，也只验证了不到十种植物生化素的效用。换句话说，植物的营养素深藏奥妙，即使是毒素也有其存在的道理。

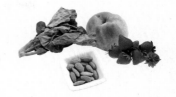

 Dr. Tom Wu 健康教室

　　植物生化素是蔬果用来保护自己免受大自然伤害的防护机制——蔬果的皮下（即纤维部分）含有丰富的植物生化素，用来保护蔬果免被害虫吃掉；种子的皮下也含有大量的植物生化素，用来保护籽不受侵害，让种子有机会传播繁衍。我们吃了这些植物生化素，就具有了保护身体健康、加强免疫和自愈系统的能力。

　　酵素则有助消化、分解食物、帮助新陈代谢的作用。简单地说，没有酵素就等于失去生命，没有植物生化素就等于失去健康。

含有天然酵素（酶）的食物

纳豆	红菊米	甜酒酿
降胆固醇及保护心脏	强化心脏功能、延年益寿	稀释血液、降胆固醇

　　红甜菜根性温，甘甜可口，叶子有造血、补血、清血、解血毒、清肝通胆、洗肾、提升精力、缓解胃气、改善血液循环、补脑及醒脑的效用；所含的草酸成分能帮助大肠蠕动与排便；大量的硝酸盐则能降低血压。此外，生的红甜菜根还能预防营养不均衡引起的唇腭裂（俗称兔唇），以及全素食者和血癌病患易发的贫血。当然，生的红甜菜根一定没有煮熟的美味，但红甜菜根煮熟后，大量的营养素流失，只剩下口腹上的满足，殊为可惜！

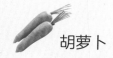

胡萝卜

Q 经常吃胡萝卜，皮肤会变黄？

A 胡萝卜的汁液是很美丽的橙红色，并非黄色，是便宜又防癌的超强抗氧化明星，也具有"穷人的人参"之美名。许多人担心常常吃胡萝卜，长期下来会有皮肤变黄的问题。事实上，只有极少数因为胆囊、胆管被胆沙、胆结石阻塞的人，才有这个问题。

根据人体的生理运作，胆囊天天分泌黄色的胆汁来帮助人体代谢脂肪，做完这个工作后，胆汁就会被送进大肠排出体外。但如果我们便秘或每天只有一次大便时，留在大肠中的黄色胆汁便会被吸回并流入血液中（血液中含有很多氧气，也会将部分的黄色胆汁变成青黄色），若天天如此累积，血液中便会含有越来越多的黄色胆黄素，那么身体自然容易生病和老化。这就是为什么生病和衰老时，我们的皮肤会看起来枯黄或青黄、缺乏光泽的原因。

其实胡萝卜富含的植物生化素——α 和 β 类胡萝卜素，会将血液中的胆黄素由皮肤排出来，因此皮肤才会变黄。换句话说，喝越多的胡萝卜汁就会排出越多的胆黄素，直到血液完全没有了胆黄素，这时皮肤才会开始变成像彩霞般美丽的橙红色，亦即此时 β 类胡萝卜素已经到达皮肤的最外层，受到阳光紫外线的照射，转变成维生素 A，而维生素 A 正是防癌、美肤、保健视力的良品。

当胆汁倒流，进入血液后，会渗向皮肤，以致肤色变黄。这种黄色不是胡萝卜那种宛如彩虹的亮丽黄色色泽，而是一种黯淡的黄。想要消除这种颜色，光是停止吃能治病、防癌的胡萝卜是没有效果的，应该立刻执行"四天排胆石，净化胆囊与肝脏"的方法（详见附录7），做1次或2次（需间隔一个月才能做第2次）排胆石和清肝，再饮用一大杯加了少许海盐的温纯水或活性好水，并服用可帮助肝脏解毒、减轻肝脏排毒压力的清肝素营养品，还有可改善血液循环、增强心脏功能及促进细胞产生能量的辅酶营养品。

Q 胡萝卜和番茄经过烹调，才会释放番茄红素？

A 胡萝卜和番茄生食才可以保留大量的酶、维生素和其他微量元素，也才能彻底发挥植物生化素的效用。相反地，煮熟的胡萝卜和番茄，所含的酶、维生素和其他微量元素会被高温破坏，植物生化素的健康功效也会大大减弱，即使番茄红素被释放出来，其他营养素也大都损失了。

 Dr. Tom Wu **健康教室**

有机或无农药天然的胡萝卜皮，含有高质量的植物生化素，所以连皮一起打蔬果汁营养又健康。

 番茄

Q 据说绿色番茄含有龙葵碱？净化血液蔬果汁中加入 5 个绿色番茄是为了以毒攻毒吗？

A 小颗、红中带绿的小番茄对于甲状腺功能亢进引起的发炎具有改善效果（大颗、红中带绿的大番茄则无此效果）。所以不是带有毒性的蔬果就完全不能吃，其实蔬果略含微毒的成分，反而可能具有治病的效用！

如同中式料理常使用的香料九层塔，毒物学专家也说含有剧毒，但东南亚国家的民众天天吃，也没见他们被毒死，反而能帮助杀菌，尤其是十二指肠的幽门螺杆菌，还能改善胃病！

▲ 九层塔　　▲ 番茄

Q 书中所说的大番茄就是牛番茄吗？

A 书中若有特别指定要使用大番茄，即是不要读者使用樱桃番茄，因此刻意加个"大"字来区别，并非一定要使用牛番茄不可。

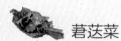 君荙菜

Q 君荙菜不常见，可有其他替代的食材？

A 在美国大部分地区，几乎所有超市都能买到君荙菜（Swiss Chard）。如果买不到也没有关系，君荙菜可以用苦瓜代替，苦瓜到处都有卖。无论是白色、浅绿或深绿色的苦瓜，还是小型的山苦瓜，都具有降血糖、改善糖尿病的作用。

如果要改善糖尿病，每天都要食用4根苦瓜，连续吃6个月，就能看到明显的改善效果。但是吃苦瓜的同时，要停止食用一切煎、炸、炒、烤、烧等香脆的食物，例如花生、腰果、花生酱等，并且天天都要在每餐饭吃到一半时，以温水服用可改善血液循环、增强心脏功能及促进细胞产生能量的辅酶营养品，还有可帮助清理身体内水环境及油环境内毒素的硫酸锌营养品（用量需咨询营养师或了解自然疗法的专业医师）。

▲ 君荙菜可以用苦瓜取代

 Dr. Tom Wu 健康教室

君荙菜即叶用甜菜，又称为牛皮菜、猪屎（nǎ）菜，苋科恭属的耐寒性一年生或两年生草本叶菜，亦是甜菜的变种蔬菜；原产于欧洲南部，公元5世纪由阿拉伯传入中国；菜叶色泽红绿杂陈，叶柄颜色多变，有绿色、红色等多种颜色，常见于地中海料理。

◀ 君荙菜含有类似胰岛素的植物生化素，具有降血糖及降血压的作用

发芽豆

Q 发芽程度是否会影响豆类的营养价值？

A 黄豆、黑豆等**豆类一旦发芽，其中的蛋白质、碳水化合物和脂肪就会立刻转化为身体容易吸收、利用的氨基酸、单糖和油酸**，而且营养成分比没发芽的豆子高出好几倍，其蛋白质也比受污染的动物肉类多出好几倍，最是适合严重癌症病患所需。但一般西医若对于这类食材的营养素了解不多，往往只会鼓励病患多吃肉类，未必有利于患者的病情恢复！

豆类经水浸泡到发芽后，建议先用干净的清水多冲洗几次，再分装放入冰箱冷藏或冷冻备用，如此可避免发臭、腐烂。如果豆类经水浸泡后无法发芽，表明豆子可能是转基因豆类，最好不要食用。

 Dr. Tom Wu 健康教室

　　发芽的豆类，例如绿豆芽，就将芽与绿豆一起吃。还有其他如雪莲豆、黄豆、黑豆或扁豆等的豆芽，也都是利用种子储藏的养分直接培育成幼嫩的芽菜，营养价值很高。

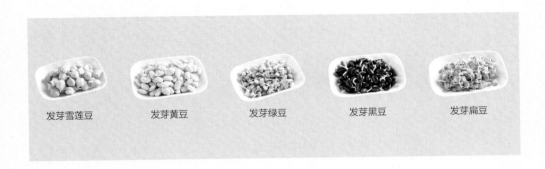

发芽雪莲豆　　发芽黄豆　　发芽绿豆　　发芽黑豆　　发芽扁豆

玉米

Q 玉米打汁后，需要煮熟才能食用吗？

A 玉米含有丰富的糖分、淀粉质及保护眼睛的营养素，生食更能提供能量，帮助我们顺利完成一天的工作。可是玉米的外皮比较厚，较难咀嚼成细碎状，因此需要用 3.5 匹马力的蔬果机搅打，才能释放出可以保护眼睛的植物生化素，有利于身体吸收。

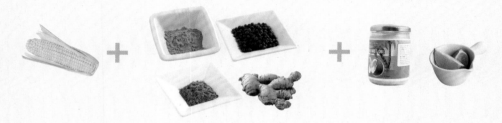

Q 玉米的熟度要汆烫多久才算刚刚好，能避免营养流失？

A 一切全生的蔬菜都以生食为佳，但如果不想吃冷冰冰的生蔬菜，也可以用滚沸的好水汆烫 1 分钟后再吃，并且每次吃之前都要加入香辛料，尤其是老姜、姜黄粉、黑胡椒粉、肉桂粉、柠檬汁、纯椰子油等。若买得到的话，加入夏威夷核果油（Macadamia Oil）更好。

水果类

Q 一天内，水果吃多少才算不过量？

A 水果吃太多会升高血糖浓度，影响胰岛素分泌和导致脂肪肝，所以水果不能吃太多，而且选择带酸味的水果最好。一天内，可以吃两三个水果。若是杏果，则可吃四五个。

Q 为什么要多吃酸味水果？对身体有何好处？

A 蔬菜除提供各种植物生化素外，还能供应一切身体所需要的营养，例如维生素、矿物质、酶、碳水化合物、蛋白质、油酸和其他微量元素等，而水果则可以为身体提供大量不可或缺的维生素 C。

为什么维生素 C 对健康这么重要呢？科学家研究发现，人类的身体无法自行制造维生素 C，只能依赖外来食物供应，而维生素 C 含量最高的食物就是水果，酸味水果更是有利于防治慢性病及癌症。

维生素 C 对身体至关重要，它能坚固结缔细胞和组织，让我们不容易受伤及老化；能防止游离基（即自由基）破坏细胞而引起癌变；能强化免疫系统，反击细菌、病毒及癌细胞对身体的侵犯；还具有制造骨骼、减轻过敏、预防流鼻血、降低血压、消除疲劳、提升精力等效用！

维生素 C 本身是无色无味的物质，需要与酸味的柠檬酸（Citric acid）结合才不会被破坏。但凡含有柠檬酸的食物，就一定含有维生素 C，所以大家普遍以为维生素 C 是酸的，其实不然！

柠檬酸含量最多的是水果，所以买水果时要尽量选择酸味的水果，尤其是患有如高血压、高胆固醇、心脏病、脑卒中、抑郁症等严重疾病的病患，建议多多摄取。罹患癌症的病人更应多吃酸味的水果，例如青柠檬、黄柠檬、青苹果、硬的绿色猕猴桃、酸橙、橘子、葡萄、枇杷、莓果类（草莓、红莓、蓝莓、黑莓、黑醋莓等）、酸味的大杧果（是指青色很酸的大杧果）、酸的红毛榴梿（soursop）以及枇杷等。

因为癌细胞是靠着糖分存活下来的，食用大量的含糖食物，例如蜜糖、糖果、甜点、糕饼、饼干、白饭、面条、面包、馒头、包子、米粉、河粉、通心粉及一切甜味的水果，就等于喂养着会侵犯身体健康的癌细胞，千万要小心！

根据两度获得诺贝尔奖、被称为"分子矫正医学之父"的莱纳斯·鲍林（Linus Pauling）针对维生素 C 做的研究，维生素 C 对人体有诸多益处，例如：可以缩短感冒病程 32%，提升免疫力，甚至可以改善癌症。为什么维生素 C 会有这么神奇的效果呢？

因为维生素 C 的化学分子与糖的化学分子极为相似（维生素 C 的化学分子式是 $C_6H_8O_6$，而糖的化学分子式是 $C_6H_{12}O_6$），可以欺骗癌细胞。一些科学家的研究报告指出：人体 1 个正常细胞能用一个葡萄糖分子制造出 36 个 ATP 能量（adenosine triphosphate）来供给细胞生活及修补，而 1 个癌细胞只能用 1 个葡萄糖分子制造出 2 个 ATP 能量，没有办法提供足够的能量让癌细胞活下去。为了活下去，癌细胞需要 18 倍量的葡萄糖，所以当它发现与糖分相似的维生素 C，就会迫不及待地疯狂吞食，等发觉不是糖分时就已经太迟了，维生素 C 已经释放出大量的 H_2O_2 游离基，将癌细胞破坏、溶解了！

有人会问：为什么维生素 C 释放的游离基不会破坏正常细胞呢？科学家研究发现，正常细胞有过氧化氢酶（Catalase）保护，而癌细胞没有！希望大家都能多买酸味的水果来保健身体。从另一方面来说，多吃酸味水果就等于帮身体投保了健康保险，拒绝了慢性病及癌症的侵扰！

酸味水果

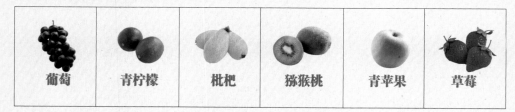

| 葡萄 | 青柠檬 | 枇杷 | 猕猴桃 | 青苹果 | 草莓 |

蓝莓

Q 蓝莓打成汁，会破坏花青素吗？

A 高速搅打并不会破坏营养成分，高温才会破坏食物中的养分！所以用高速运转的温度不会超过 39℃的蔬果机来制作蓝莓汁，并不会破坏蓝莓中的花青素，反而还会释放出更多能治病、防病的植物生化素来保护眼睛、肺脏和脑细胞。

不过，近年来流行蔬果慢磨机。读者应注意，低速的磨汁机虽然能磨压出美味可口的蔬果汁，但因为蔬果的渣滓都被过滤掉了，所以蔬果汁里几乎没有纤维素，喝下后，身体会快速吸收糖分，对于多动症儿童、有血糖和肿瘤问题的人来说是大忌！而且没有纤维素的蔬果汁也已失去治病、防病的效用了！

▲ 蓝莓

 牛油果

Q 牛油果籽打成汁后可以喝吗？

A 牛油果籽合并其他蔬果搅打成蔬果汁，也是可以喝的，但是只有 3.5 匹马力的高速、低温蔬果机，才可以将牛油果籽搅打到足以释放出植物生化素并适合饮用的程度。如没有搅打到那种程度，牛油果籽中的植物生化素就不能全部释放，那么改善心脏、肝脏的效果就会下降。

草莓

Q 购买有机草莓不太容易，有其他替代的水果吗？

A 如果买不到有机草莓，可用无核干黑梅（prunes，又称为西梅干）代替。

▲ 干黑莓

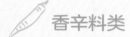 香辛料类

蔬果汁里面添加香辛料，主要是为了平衡蔬果本身的生冷寒凉，同时也能化解蔬果本身残余的农药毒性、加快身体的排毒及提升治愈效能。纯蔬果汁只是为身体提供丰富的营养成分，以及能治病、防病的植物生化素来滋养身体细胞，并提升免疫自愈系统的功能，所以添加香辛料是非常重要的。蔬果汁搭配适当的天然调味料，如老姜（降血压和胆固醇）、姜母粉（抗发炎）、香菜（代谢重金属）、迷迭香（保健肝脑）、九层塔（加强肠胃健康）、辣椒（促进血液循环）等，就具有了天然的抗感染、杀菌的作用。

天然的香辛料

老姜 降血压和胆固醇	**姜母粉** 抗发炎	**香菜** 代谢重金属	**迷迭香** 保健肝脑	**九层塔** 加强肠胃健康	**辣椒** 促进血液循环

朝天椒

Q 改善头晕蔬果汁中香料食材写的是朝天椒 1～3 个，但通常 1 个就很辣，需要加到 3 个吗？还有，为什么我打的蔬果汁喝起来没有甜中带酸的滋味？

A 如果害怕味道太辣，刚开始可以先加半个，等三四天习惯后，再增加为 1 个，过个三四天，再加到一个半，如此逐渐地增加，等加到 3 个时就不会觉得口感太辣了。不过，如果因事出远门，必须停喝一段时间的话，建议回来后一切重新开始，再由半个开始逐渐增加到 3 个，不要一口气就加 3 个朝天椒。

如果希望有甜中带酸的口感，就要加入酸的猕猴桃（硬的绿色猕猴桃）和甜甜的枸杞。

 ## 芝麻类

 ## 黑白芝麻

Q 改善宿便所使用的芝麻粉需要先炒熟吗？

A 既然是生机饮食，当然是新鲜、未炒熟的芝麻粉比较好。如果有宿便问题，最重要的还是要先停止食用：

    ☒ 一切动物类食物，如肉汤、腌卤肉类、牛奶和牛奶制品；

    ☒ 一切精制面粉制作的食物，如甜点；

    ☒ 一切煎、炸、炒、烤、烧的食物。

不吃这些食物之后，再来进行生机食疗才会有效。先利用纤维粉来帮助大肠蠕动，再用芝麻粉润滑大肠。有时候，便秘太久，还要加入纯椰子油才能见效。实践生机疗养期间，还要多吃含有高量草酸的生红甜菜根和新鲜小叶菠菜，因为草酸有微泻的效用，可以帮助排除宿便。

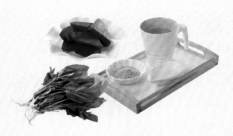

▲ 摄取高纤食物或用纤维粉及椰子油可帮助排除宿便

 ## 卵磷脂 & 植物油

 ### 卵磷脂

Q 为何吃卵磷脂会有恶心、想吐的感觉？

A 由于卵磷脂是油脂，最好加入食物或汤中一起吃。如果这样吃还是会觉得恶心、想吐，即可能有以下状况：

① **每次服用的分量过多**——试着减少分量看看能否避免不适感。

② **切除胆囊的人**——切除胆囊的人不能吃油腻的食物，而卵磷脂是油脂，自然比较油腻。

③ **胆管被胆石或胆沙阻塞的人**——建议做一次四天肝胆排石净化（详见附录7），净化胆囊与肝脏，排出身体残留的毒素。

④ **胰脏健康有问题**——胰脏分泌不出脂肪酶来分解卵磷脂。

▲ 卵磷脂

大家要知道，我们身体里的胰脏是一个很努力工作的器官，不到危险关头是不会感觉不适的，因此，如果吃任何食物后感觉恶心，就表示情况已经很严重了。不过，如果吃其他食物不会出现恶心感，只有吃卵磷脂或多油的食物才会有这种感觉的话，可能是胆囊中的胆管阻塞住，分泌不出胆汁了。

若是想要确定身体是否真的出现健康问题，可以到医院或诊所做抽血检验（详见附录6），如 CEA、AFP、HCG、CRP、TSH、LDH、ALP、AST、ALT、GGT、CA19.9、Hb1Ac 项目，就能提早 5 ～ 15 年预知胰脏是否有癌细胞的存在。

 ## 椰子油

Q 椰子油、苦茶油、亚麻籽油等每日固定吃其中一种即可，还是每种都要吃？摄取量多少较恰当？

A 所有优质食用油，不管是否耐热，都不宜用来煎、煮、炸、炒，只要经过加热烹调，或多或少都会产生自由基毒素。偶尔，例如一星期一次（或最多两次）在外面餐馆用餐倒无所谓，但如果天天都吃这样烹调出来的食物，就会提高患癌的风险，不可不慎！

每天摄取一种或多种优质食用油都无所谓，只要是未经烹调，直接将油加入沙拉、汤、米饭、蔬菜和沙拉中一起食用，就是健康的用法。至于分量的多寡，则随每个人的体格、体重、头发和皮肤的需要而定，不能一概而论。

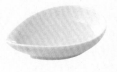

▲ 椰子油

精制面粉食物

Q 书中提到的溴化物是额外添加的，还是精制面粉类本来就有的成分？

A 溴化物与氯化物、氟化物一样，都是会导致长瘤的物质，这三种物质的化学构造与碘化物很相似。**常吃含有溴化物的精制面粉食物会让体内溴化物过多，抢着占据细胞膜的碘收容器，带来乳房肿瘤、前列腺肿瘤及甲状腺肿瘤的危机。**

五谷米本身并不含溴化物，但在磨成粉的过程中会添加溴化物，以免磨成粉加水混合揉成粉团时产生不匀称的小硬块。

吃太多含溴化物的面粉制品，会使溴化物占据甲状腺、乳房及前列腺的碘接收器而引发肿瘤。这个年代罹患肿瘤的人数愈来愈多，和天天吃面粉制品的关系很大，不可不慎！

面粉制品的种类

包子	馒头	面包	面条	饼干	蛋糕

对症保健
自然饮食法

重拾健康就从不一样的蔬果汁开始!

| 关于蔬果汁保健

Q 不一样的养生蔬果汁的营养特色是什么?

A 书中所说的蔬果汁是将新鲜、全生的蔬果直接用高速、低温、不会破坏任何营养成分的 3.5 匹马力蔬果机现打出来的,含有全营养素和能够治病、防病、抗癌、抗衰老的植物生化素。

当然,我们也可以用牙齿一口一口咬,每口嚼 30 ~ 40 下,细嚼慢咽地吃生菜沙拉(详见附录 4)。但就算这样吃,还是不能比直接喝蔬果汁获得更多的养分和植物生化素,因为我们的牙齿无法将蔬果的皮嚼到如蔬果汁般细碎,我们也常常忘记每口都要细嚼 30 ~ 40 下再吞下,所以获得营养素的质量是不同的。

Q 不一样的养生蔬果汁与坊间现打蔬果汁有何差异?

A 书中提到的配方蔬果汁都是针对各种健康问题配制的,例如有高血压问题的人就要喝"保健血压的蔬果汁",有乳房疾病的人就要喝"保健乳房的蔬果汁",才能达到保健防病的效果。但肾脏病患者需视个人体质状况,咨询了解自然医学的专业医师来调配特制蔬果汁和搭配营养补充品。

如果是健康、没有特殊疾病的人,只要按照四分之三分量的蔬菜(不限种类)＋四分之一分量的水果(不限种类)＋香辛料、种子(中和生冷寒凉)＋好水来做蔬果汁并坚持喝,就可以达到保健身体的效果。(但请注意:联合国卫生机构的报告说:"20% 的人是有病要服药,75% 的人是亚健康,只有 5% 的人是真正的健康!"那么你是属于哪一类呢?)

3/4 蔬菜 ＋ 1/4 水果 ＋ 辛香料 种子 ＋ 好水 ＝ 日常保健

Ⓠ 上班族是否可以上班前喝 2 杯蔬果汁,下班晚餐前喝 2 杯蔬果汁,达到 1 天 4 杯的摄取量?

Ⓐ 健康的上班族在早上上班前喝 2 杯蔬果汁,下班回家后晚餐前再喝 2 杯蔬果汁,这样饮用的方式是正确的。

因为早上 2 杯可以提供丰富的纤维素来帮助吸毒排毒,以及供应丰富的营养成分给全身细胞,补充植物生化素给免疫自愈系统发挥作战与修补的功能,也能增加身体的能量精力,让你顺利完成一天该做的工作;下班后再喝 2 杯可以将一天的压力毒素及紧张毒素排除,让你有愉快的心情,易于入眠。

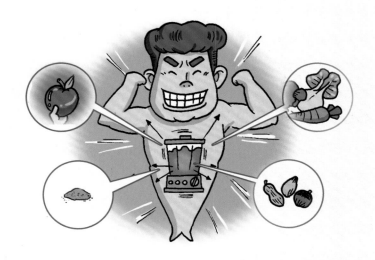

▲ 蔬果汁含有各种植物生化素,可以增强
五脏功能,提升免疫力及自愈力

Q 早上现打的蔬果汁留到晚上再喝可以吗?

A 每天要喝 6 杯蔬果汁,但是一天要打 6 次会造成生活上的困扰。为了方便起见,不妨在早上一次打完一天要喝的 6 杯蔬果汁,但一定要在当天晚上 6 点以前全部喝完,6 点半左右要吃完晚餐,绝对不能超过 6 点半才喝,这样问题就大了。

① 我在书中写过晚餐尽量在晚上 6 点半左右吃完,最晚不要超过 7 点,因为我们的胃过了 7 点以后就开始慢慢停止分泌胃酸,到了 8 点几乎完全停止分泌。

晚上 8 点以后吃进的食物就会停留在胃中,直至第二天早上 7 点以后,胃开始分泌胃酸时才会被分化、吸收。吃进肚子里的食物逗留在温暖的胃中这么长的时间,没有足够的可杀菌的胃酸来避免细菌感染,食物就会发霉、发酵、变酸,还会产生很多气体往上升,顺势将变酸、腐败的食物及胃酸往上推,进而引发胃酸逆流。

② 食物在胃部停留太久会产生霉菌,胃酸将这些发霉的食物分解后,含有霉菌的残余体与稀少的养分一同进入血液,免疫系统就会分泌组织胺(histamine)来消灭敌人,而组织胺会引起过敏反应,尤其是流鼻涕或鼻塞。

③ 长期太晚吃晚餐以及吃夜宵会引起一些不适症状,例如口臭、幽门螺杆菌感染、胃不适、胃溃疡、十二指肠溃疡、营养不足、精神萎靡、体形消瘦、腹部胀胀……最终有可能引发胃癌、食道癌、肠癌。千万要小心,请立刻改正晚吃饭的习惯!

Q 冲泡有机（零污染）蔬菜粉、果汁粉与现打蔬果汁营养有何差异？

A 新鲜现打的蔬果汁与市售的冲泡式有机蔬菜粉、果汁粉、精力汤相较，虽然营养成分都很丰富，但是新鲜现打的蔬果汁养分更完整，况且市售蔬菜粉没有了"电能"和"氧分"，也流失了一些养分，即使喝了，还是会觉得疲劳或有气无力。

譬如菠菜，早晨刚拔起来的菠菜叶片都是光亮挺直的，这是其含有活跃的"电能"和"氧分"的表现；到了下午时刻，菠菜叶片就弯弯皱皱地向下垂，虽然养分并没有流失太多，但因为"电能"和"氧分"逐渐消失，所以变得没有什么生气了。由此可见，若将菠菜低温冷藏、去除水分后磨成粉末，你认为营养不会流失吗？这样的菠菜粉，营养会比叶片向下垂的菠菜多吗？

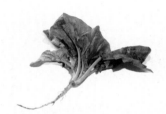

▲ 新鲜的菠菜含有活跃的能量，可以活化身体细胞，提升免疫力及抗病力

所以我常常在演讲时说："要有钱用，就要努力工作；要有健康，相对也一样要努力喝新鲜的蔬果汁，一刻都不能偷懒！工作上一旦偷懒，便会失业，没钱可花；健康上一偷懒，想快速方便地用蔬果粉来代替现打的新鲜蔬果汁，也一样慢慢地会让身体没有资本。"

但话说回来，市售的蔬果粉和红甜菜根精力汤也有其优点——出国旅行或出差时，无法随身携带蔬果机，又想喝蔬果汁时，直接冲泡干燥蔬果粉和红甜菜根精力汤粉就是很好的代替方法。直接冲泡的或许养分不如现打的蔬果汁多，但有得喝总比没得喝好——喝了多少可以减轻一些食物毒素的侵害与身体的负荷，如果不喝，就连一点点的养分也得不到了！所以没有办法饮用现打的配方蔬果汁时，冲泡式的精力汤也是可以考虑的健康方案。

Q 如果外出不方便打蔬果汁，如何注意饮食？

A 如果外出，可以购买冲泡式红甜菜根精力汤。每次外出时在用餐前，先喝一
包或两包，然后尽量不吃一切煎、炸、炒、烤、烧的食物，也不吃一切精制面粉
做的食品和甜品，尽量吃新鲜的蔬果（真正的食物）。还可以带优质按摩油按摩，
以疏解疲劳及放松压力。

 Dr. Tom Wu 健康教室

　　甜菜根是季节性蔬菜（盛产期是每年的三四月、八九月），若买不到新鲜的
甜菜根，可用低温制成的甜菜根粉替代。低温制成的甜菜根粉不会将多糖体转变
为甜菜糖，也不会将草酸变为草酸盐，基本不会影响保健效果。

　　此外，市售的现成的甜菜根汁，多半是高温制成的，甚至已经将甜菜根的多
糖转为甜菜根糖，失去了加强免疫功能的作用，不太建议选用，但也可每周一次
当健康饮品饮用。

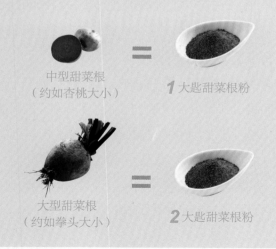

中型甜菜根
（约如杏桃大小）　=　**1** 大匙甜菜根粉

大型甜菜根
（约如拳头大小）　=　**2** 大匙甜菜根粉

| 关于蔬果汁制作

　　虽然我一再强调蔬果汁的重要性，但也不是让你每天只喝蔬果汁，其他什么都不吃。我们除了要先喝蔬果汁外，午餐还要吃一大碟包含各色蔬菜，搭配多样性、可中和蔬果生冷寒凉及杀菌的香辛料，再加上坚果、酸味水果、含优质好油和极少量动物蛋白质的生菜沙拉，晚餐也是先吃完一小碟像午餐一样的沙拉后，再吃五谷豆米饭（详见附录4）！

　　蔬果汁不只可以清除血液中的毒素，更重要的是能够提供治病、防病、防老又防癌的植物生化素给免疫系统来保护身体、增进健康，也能提供丰富的纤维来帮助身体将毒素排出体外，让我们活得更美丽、更青春、更长寿、更幸福。

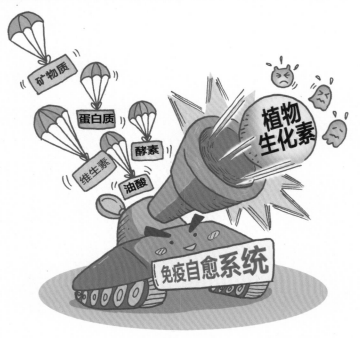

▲ 每天喝健康蔬果汁摄取植物生化素，启动健康的力量

Q 蔬果汁的材料需要经常更换吗？

A 喝蔬果汁的主要目的是清血毒及供给身体营养，例如免疫系统需要的植物生化素、可帮助消化系统排毒的纤维素等。如同我们天天都要吃饭一样，总会吃到同样的菜，因此并不一定非得每次都不一样。若是想要换个口味，请优先选择和自己相关的蔬果汁饮用。如果要防癌，书中食谱功效中有关于防癌的蔬果汁都可以喝。

就算是女性，喝了"防前列腺癌或保健前列腺的蔬果汁"也无妨，但如果是高血压或糖尿病患者，却选喝"低血压或低血糖保健蔬果汁"就不合适了。肾脏病患者不适合饮用书中的蔬果汁，需视个人状况特制蔬果汁和搭配营养补充品，最好先咨询了解自然医学的专业医师。

Q 蔬果汁一天喝 6 杯，若是每次喝 1 杯，这样不是很难打汁吗？

A 书中所说的 1 杯是 240 毫升，1 大杯是 360 ～ 400 毫升。书中介绍的所有蔬果汁都是一次打完一天要喝完的 6 杯，而不是每喝 1 杯就打一次！而且一次打完 6 杯的蔬果汁，因为有香辛料在里面，也不容易氧化变质。

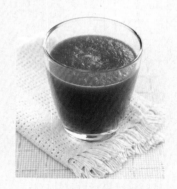

▲ 提升肝脏功能蔬果汁

Ⓠ 蔬果汁搅打超过 1 分钟会破坏营养成分吗？

Ⓐ 如果是 3.5 匹马力、可以控制打汁时温度不超过 39℃的蔬果机，即使连续打 2 ~ 3 分钟，温度也不会超过 39.5℃，不仅不会破坏养分，反而会因为微温而提升酶的活性，增强植物生化素的保健效果。

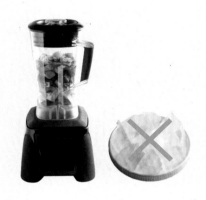

▲ 微温的蔬果汁不超过 39.5℃，可
提升植物生化素的效用

Ⓠ 为什么坚果不能直接和蔬果一起打汁？加苹果会氧化掉吗？

Ⓐ 蔬果汁辅助身体的主要功效是：

① **清血毒**——血液是中性偏碱，即 7 是中性，7.35 是血液的酸碱度，而大多数蔬果汁的食材也都是偏碱及弱碱。

② **提供大量的植物生化素，补足细胞能量**——让生活在偏碱环境中的免疫和自愈细胞有足够的能量攻击入侵的敌人，保护身体。

③ 提供大量的纤维素助排毒、清宿便——蔬果汁可以提供大量的细碎纤维，将消化系统中的废物毒素粘吸起来排出体外。

而生坚果属于酸性，拥有最好的酸性蛋白质、酸性的油酸、弱酸性的碳水化合物和碱性的活性矿物质。偏碱性的蔬果汁如果加了较强酸的坚果，就会变成偏酸性，不仅无法清洗血毒，还会降低免疫自愈系统的功能。

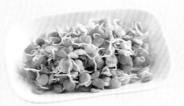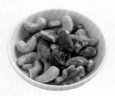

▲ 生坚果及发芽豆含有最丰富的营养素及油脂，适合每天午餐时食用

午餐是一天中最主要的一餐，必须提供适当的营养给偏酸性的五脏六腑，而生坚果可以提供最好的蛋白质、油酸、碳水化合物和矿物质，所以搭配午餐的生菜沙拉（详见附录 4）再恰当不过。

有了坚果和稍微发芽的豆类提供优质蛋白质，我们就可以减少或避免吃进太多被污染的动物蛋白质（如被含激素及抗生素的饲料污染的家畜的肉制品、乳制品以及人工养殖的海产），以免加快细胞的变异而衍生为癌细胞，所以午餐的生菜沙拉一定要加入生坚果。

| 关于**蔬果机**

聪明的人类为了喝一杯营养满分的蔬果汁而发明了高科技的 3.5 匹马力的蔬果机，它可以把蔬果搅打到口感绵细，甚至也能将 80% ~ 90% 的植物生化素、营养素萃取出，让生病的人可以排除体内毒素，改善体质、减轻病痛，同时也能让健康的人常葆青春，更加长寿。但是一般蔬果机只有 1 或 2 匹马力，无法将果皮、果心和蔬菜根茎部位搅打成极细的口感，因此，如果经济许可的话，建议选购 3.5 匹马力以上的蔬果机，它是目前最强力的蔬果机。

当然，要喝进含有植物生化素的蔬果汁也是一门学问，记得要小口小口啜饮细嚼数十下，不能一口气饮尽，在咀嚼过程中释放唾液（消化酶），才能帮助消化及吸收营养。

Q 蔬果机转速的快慢，真的会影响打出来的效果吗？

A 蔬果机转速快又不会产生高热（在 39℃ 以下）现象，才是质量最好的机器。目前仅有 3.5 匹马力以上的蔬果机能保持温度不超过 39℃，它能释放出食材更多的养分及植物生化素（能将酶活化，并将植物生化素的效能提高 3 倍）。如果蔬果机的转速虽快，但搅打的过程中会产生高温，就会破坏身体最需要的酶，使搅打出来的蔬果汁不容易消化吸收！

Q 市售的许多慢磨机、榨汁机、果汁机都强调用来打蔬果汁有益健康，但价格比强马力蔬果机平价多了，该怎么选择？

A 3 匹马力的蔬果机高速高热，会破坏酶和维生素。 只有书中所说的 3.5 匹马力超速又低温（不超过 39℃）的蔬果机才不会破坏养分，并且因为微温会让酶更具活性，相对也能提升植物生化素的防病治病作用。

● 慢磨果汁机——只能萃取到蔬果原汁的养分给身体细胞，但是它会将最宝贵，能治病、防病、抗癌、抗衰老的植物生化素的纤维全部抛弃掉，这样的功能设计就没有办法帮助身体提升免疫系统和自愈系统的能力。

● 榨汁机——这种机型设计与慢磨果汁机的原理大同小异。榨汁机同样也只萃取蔬果的原汁，可为身体提供丰富的营养成分，但不能治病、防病，因为它也是将蔬果最宝贵的纤维素抛弃掉，而蔬果纤维素恰恰含有很多能治病、防病、防癌、抗衰老的植物生化素。

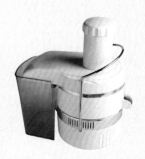

▲ 榨汁机只能萃取高糖分的蔬果原汁，会丢弃含有植物生化素的纤维质，自然会降低保健效果

● 3.5 匹马力的蔬果机——高速旋转，在搅动的过程中会维持低温（温度不超过 39℃）状态。它的特色是不仅能将蔬果打得细碎，释放出食材所有的营养成分，同时也能将蔬果里面最宝贵的纤维素搅打得较绵细，可以释放出能治病、防病、抗癌、抗衰老的植物生化素，所以 3.5 匹马力蔬果机比榨汁机的保健效果要好得多，同时也容易清洗及保存。

Q 近年来市面上流行的低转速的蔬果机好吗？

A 低转速的一般是榨汁机，并不是蔬果机，它是将蔬果用低转速旋转压榨来分离蔬果原汁与纤维素，但是蔬果纤维内的植物生化素才是治病、防病、抗老保健的关键物质，丢弃了就不能提升健康力。

而且低转速榨汁机榨出的纯果汁容易让身体过快地吸收过多的糖分，对血糖偏高、糖尿病及癌症病患都不利，所以买蔬果机最好要仔细研究特性后再选购。

消费者如果利用榨完汁后的纤维素制作糕饼，这些纤维素没有了酶和维生素就发挥不了治病、防病的作用，因此要提升健康力，建议买一台3.5匹马力的高速低温（在39℃以下）蔬果机。

Q 使用高速的蔬果机会产生高热，是否会破坏营养成分？可加冰块搅打吗？

A 这个问题也是读者常有的疑虑。以下的回答希望能让所有的读者满意又安心。

如果使用高速蔬果机时产生高热（即超过39℃）的话，肯定会破坏蔬果的营养成分，尤其是我们身体极度需要的酶和维生素。如果加冰块，又会使酶的活性降低。这不是我书中所说的蔬果机，而且这种蔬果机也肯定达不到3.5匹马力的高速。在选购3.5匹马力高速蔬果机时，记得要询问在搅打过程中温度会不会超过39℃，只有不超过39℃的蔬果机才能提升酶和维生素的活性，帮助发挥植物生化素的治疗效用。

| 关于**活性好水**

Q 身体是否要维持弱碱性，才较不易生病？如何维持？

A 人体结构真的很神奇，该强酸的就强酸，该弱酸的就弱酸，该弱碱的就弱碱。以消化系统为例：消化系统的开端是弱酸性的嘴巴，食物进入嘴中，弱酸性的唾液会将食物中的细菌、病毒消灭掉大半，才将食物送入强酸性的胃，给残存的细菌、病毒最后一击；胃部靠着强酸性的胃液将还没咬到很细碎的食物再一次分解成分子后，送进十二指肠，让强碱性的胆汁与过二碳酸钠将强酸性的食糜中和成弱碱性，再送入弱碱的小肠，由小肠运送入弱碱的血液；小肠消化后剩下不能使用的弱碱食糜废物，被盲肠注射强酸剂中和成酸性的废物后，最终进入酸性的大肠而被排出体外。

因而，我们应该常常饮用中性的蒸馏水（即纯水 H_2O），才不会影响消化系统的日常功能。所以说，并不是身体维持弱碱性，才不易生病，而是该碱性的部分就要碱性，该酸性的部分就要酸性。譬如血液要稍微偏碱（即酸碱值 7.35 ～ 7.40）才是最健康的，血液的酸碱值只要低于 7.34 或高于 7.41，人就会开始生病。一旦颠倒乾坤，什么疾病都可能会发生！

所以不要让脏腑的酸碱性发生偏差，该酸就酸，该碱就碱，才能得到真正的健康。要达到这样的目的，就要实践喝好水、吃新鲜蔬果的饮食原则：

● 最重要的就是水——喝碱性水和酸性水都会引起脏腑酸碱偏差，唯有中性水才不会改变脏腑的酸碱性。

① 中性水就是蒸馏水，即纯水（H_2O），因为中性水不会影响物质本身的酸碱性，所以不会影响脏腑运作，并且能中和酸碱，避免脏腑受伤。纯水还能帮

助将细胞不能吸收的过大体积矿物质经由肾脏排出体外。

蒸馏水只有净水而没有任何杂质。饮用蒸馏水可以帮助清洁身体的五脏六腑，尤其是将无机的矿物质排出体外。原则上只要饮用干净的水，让体内代谢正常，就能净化身体。

② 有些人说："千万不要喝蒸馏水，因为这种水会让身体内的矿物质流失，引发骨质疏松症。"其实，他们只说对了一半——真正的蒸馏水确实会将体内的矿物质排出体外，但排出的都是身体细胞不能吸收的矿物质！身体不能用的矿物质长期累积在体内就会影响细胞和细胞的信息交流，阻碍营养吸收，引起血液栓塞，最终有可能造成身体病变。

③ 有人说："蒸馏水中一点儿矿物质都没有，会使身体不健康，所以要喝含有很多矿物质的碱性水。"他们也只说对了一半——**碱性水真的含有很多矿物质**，但他们不知道的是，这些矿物质都是身体细胞无法吸收的体积过大的矿物质，身体细胞只能吸收体积细小的活性矿物质。

● **第二重要的就是吃蔬菜水果**——身体细胞能吸收的活性矿物质只有蔬果才有。新鲜蔬果除了能提供有机的活水外，还能提供有机的活性矿物质。而且大多数的蔬果都是弱碱性的，能提供营养成分给弱碱的血液，带给我们真正的健康。

总而言之，要维持健康的生活，就要多喝纯水（即中性蒸馏水）及餐餐都要多吃蔬菜、水果及稍微发芽的弱酸豆类（没有发芽的豆类是酸性）。可惜现有的蔬果所含的活性矿物质都太少，没有足够的分量可满足全部细胞的需要，所以我们要利用活性矿物质浓液来补充所欠缺的部分。

Q 水究竟是中性好，还是酸性佳？

A 我在《不一样的自然养生法》等著作中已很详细地说明如何喝水最健康，但仍有许多读者对于如何正确喝水感到很困惑——蒸馏水（即纯水）究竟是中性还是碱性？

水是地球上一切生物必需又很重要的营养之一，没有水，就没有生命！我们身体中每个健康的细胞都需要有 70% 以上的纯水。刚出生的婴儿，每个细胞内更是含有 80% 以上的水分。

想知道水究竟是中性还是酸性，首先要问："水到底是什么东西？"水就是由两个氢原子和一个氧原子结合而成的物质，即 H_2O，没有其他元素或物质掺和在里面。了解了水是什么后，接着就有人会问："水究竟属于中性还是酸性？"

想知道一个物质是属于酸性或碱性，就要将这个物质放在 25℃氢原子电位（Potential of Hydrogen，简称为 pH）的量尺上算出有多少个氢离子，才能确定是酸性、中性或碱性。这个酸碱量尺（pH scale）的数值从 1 到 14，1 为最酸，14 为最碱。物质酸碱性都要以酸碱量尺作为标准，而不是以某一物质与其他物质来作比较。

通过酸碱量尺，才能问："水究竟是酸性还是碱性？"水在酸碱量尺上的指数是 7。那么 7 是酸性还是碱性？答案都不是！**7 是中性；7 以下，由 6.9~1 都是酸性（6.9 为弱酸，1 为强酸）；7 以上，由 7.1 ~ 14 是碱性（7.1 为弱碱，而 14 为强碱）。**

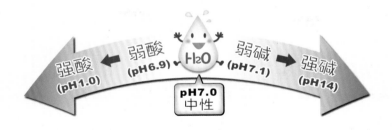

▲ 水质的酸碱量尺

Q 怎样喝水最健康？

A 既然水的酸碱值是 7，当然就是中性，即是没有其他物质掺和在其中的纯水。中性的纯水不会升高或降低药物的效果，所以药厂都只用纯水来制造药剂，以保证药剂的效果不变。同样地，我们身体中的每个器官、每个细胞也都需要纯水（蒸馏水），才不会影响身体正常运作的功能。

事实上，矿泉水、山泉水、碱性水都含有很高的碱性矿物质，才变成碱性，但人体细胞每天需要的是很多的中性纯水及各种不同的活性矿物质（所谓活性矿物质，即是外来之带有电子的矿物质，其体积大小与人体细胞所需的带电子矿物质体积一样，所以细胞能够立刻吸收使用）。矿泉水、山泉水及碱性水所含的矿物质体积都太大了，不但无法被人体细胞吸收利用，还会阻塞细胞与细胞之间的微细血管和微神经系统，阻碍营养供应及信息传递。

由于矿泉水、山泉水及碱性水无法提供人体细胞所需的中性纯水及活性矿物质，所以我们每天都要喝

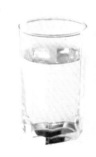

▲ 矿泉水、碱性水所含的矿物质分子较大，无法被细胞吸收利用，因此饮用不宜过量

041

蔬果汁、吃有机的生菜沙拉（详见附录4），还要喝加了很多老姜及黑胡椒粉煮的海菜热汤，每天还要补充2～3杯的活性好水和5～6杯的蒸馏水，才能提供给身体每个细胞需要的营养素，避免病症缠身！

所以，不是说不能喝矿泉水或碱性水，而是要有节制地少量饮用，不能天天喝，否则保健不成，反而会伤害身体。

Q 一天可摄取超过10000毫升的水？

A 一天内喝完10000毫升的水太多了！一般一天喝2000～2500毫升就足够身体需要了，除非是整天都在大太阳底下工作的人可能需要多一点儿水分，但大约8000毫升也足以补充汗水流失的分量。喝超过身体所需的水量会引起肾脏过度工作，并流失养分。

Q 市售瓶装水是活性好水吗？活性好水要如何取得或自制？

A 活性好水是由植物中提炼出来的有机活性矿物质浓液加入蒸馏水（或RO逆渗透水或电解水或任何干净的水）稀释（10毫升的活性矿物质浓液加入1000毫升的纯水）摇匀后所得的活性矿物质水。

健康的人一天内轮流饮用6杯纯水和2杯活性好水就能补充人体不足的活性矿物质。但如果是有疾病问题的人，就要轮流饮用纯水和活性好水各6～8杯。

市面上销售的蒸馏水和纯水都是好水，但纯水是真的中性水（即酸碱值是7），至于蒸馏水则要经过检测才能知道酸碱值是否为中性。除了直接卖水外，也有卖蒸馏水机的，其蒸馏出来的水质酸碱值真的是7，不仅是中性水，而且水质也很干净，没有任何杂质及病症频率的电波掺杂在其中。如果要自己制造活性好水，可以考虑使用蒸馏水机。

Q　活性好水有其他可以替代的饮用水吗？

A　饮用活性好水是因为现在市售的天然有机蔬果养分不够充足，无法提供给人体足够的活性矿物质。健康的人一天只需补充 2 ~ 3 杯就足够了，但生病的人一天要喝 4 ~ 5 杯。如果是重病患者，则一天要喝足 6 ~ 8 杯才够，尤其是癌症、糖尿病、类风湿患者，更需要每天至少要喝 8 杯的活性好水，坚持 9 个月后，如果病情有所改善或痊愈，就可以减为 2 ~ 3 杯，作为日常保健之用。

如果不想喝活性好水，就要吃够 2 倍或 3 倍的蔬果才足以提供身体所需的活性矿物质。换句话说，如果原本是 1 天喝 4 ~ 6 杯蔬果汁，午餐与晚餐各一大盘的全生沙拉，现在就要喝 8 ~ 12 杯蔬果汁，午餐与晚餐各两大盘的全生沙拉！我想应该没有人能够吃得下这么大量的蔬果，所以最理想的方法就是以活性好水来代替。

逆渗透水也可以算是好水，至少已经达到 95% 的干净，但只有中性的纯水或中性的蒸馏水才能够达到 100% 的纯净。

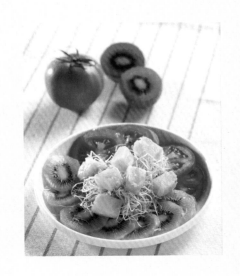

▲ 如果没有喝好水，必须吃双倍或三倍的蔬果，才能补充身体所需的能量

| 参考不一样的**对症自然饮食法**

 体重管理

Ⓠ 为了瘦身，每餐吃一个大番茄（夏天则改吃生菜沙拉），早餐吃全麦吐司，未进食淀粉食物，结果冬天却怕冷！该如何兼顾健康与瘦身？

Ⓐ 为了瘦身，每顿只吃一个大番茄或只吃生菜沙拉，这样的吃法：

● 怎能有足够的营养提供给身体的每个细胞？

● 怎能有足够的植物生化素提供给免疫自愈系统来打击敌人，保护自己的健康？

● 怎能有足够的热能提供给循环系统和新陈代谢系统来抵抗寒冷？

如果依照以下的方法执行，不但可慢慢均衡瘦身，还会红光满面，更加美丽有魅力。试试照着做，就能知道受益的效果。

☑ 吃适合自己血型的食物——要食用或饮用符合自己血型所需要的食物（参阅附录1）。

☑ 喝营养蔬果汁排毒送养分——要依照"清血毒全营养蔬果汁"的食材（详见附录3），再加更多的老姜（逐渐增加分量）及更多的黑胡椒粒（由5粒开始逐渐增加到手脚都很温暖，再停在那个分量上），搅打一天要喝完的6杯蔬果汁饮用。

☑ 喝营养蔬果汁排毒送养分，健康瘦身——喝了"清血毒全营养蔬果汁"约2~3个月后，再调整为下方"美容窈窕蔬果汁"的食材，再加更多的老姜、黑胡椒粒（由少量逐渐提升至手脚温暖）及锌片一粒（50~60毫克），搅打一天要喝完的 6 杯蔬果汁，一直喝到你满意的阶段，就可减为 3 杯或 4 杯作保健用。

美容窈窕蔬果汁

分量：1 天 6 杯　　　**口感**：微酸带涩

功效：帮助塑身、补脑，还能强心、强肾、壮肠、利尿、强骨椎

■ 芦笋含有维生素 A、维生素 B、维生素 C、钙、钾和天门冬素，是最好的天然利尿剂，同时可维护电解质平衡，使肾脏功能增强。

■ 绿藻能降血压、降胆固醇、加强免疫功能；富含核糖核酸（RNA），可提升记忆力和学习力；富含抗氧化剂，防止自由基破坏脑细胞；内含的叶绿素则能补血和去除重金属，如铅、水银。

■ 番茄富含茄红素，是心脏的强心剂，可预防多种癌症。

材料

蔬菜：

· 中型红色甜菜根 / 1 个

· 胡萝卜 / 1 根

· 芦笋 / 4 条

· 番茄 / 2 个

水果：

· 柠檬 / 1 个

· 葡萄 / 8 粒

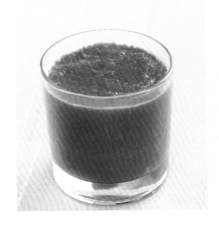

配料

- 蒸馏水 / 2 杯
- 绿藻 / 20 粒
- 九层塔 / 5 叶
- 薄荷 / 5 叶
- 小茴香粉 / ½ 小匙
- 姜 / 5 片
- 蒜头 / 1 小瓣
- 巴西利（洋香菜）/ 5 支
- 亚麻籽 / 2 小匙
- 芝麻 / 2 小匙
- 蜂花粉 / 2 小匙
- 卵磷脂 / 2 小匙
- 海盐水 / ½ 小匙

做法

1. 所有食材洗净；甜菜根去皮切块；胡萝卜切块；芦笋切段；番茄切块。

2. 柠檬挤汁。

3. 将蒸馏水倒入 3.5 匹马力的蔬果机内，再放入除了卵磷脂外的所有材料和配料，一同搅打成汁后，加入卵磷脂，用低速搅打 10 秒，即可饮用。

Q 喝蔬果汁只会瘦身吗?想增加体重也可以喝吗?本身就不胖,如何在喝蔬果汁时维持体重?

A 想要增加体重,天天喝 6 杯蔬果汁,午餐和晚餐各先吃一碟沙拉,再吃水煮的蔬菜或蔬菜汤,以及吃五谷豆米是不会变瘦的!执行这样的饮食方式,刚开始时体重会下降,那是因为排出了身体废物,并不是减少了肌肉。当身体囤积的所有废物完全排出后,体重就会慢慢回升。

如果想要增加体重,可以将以下食材放入蔬果机:

增加体重的食材

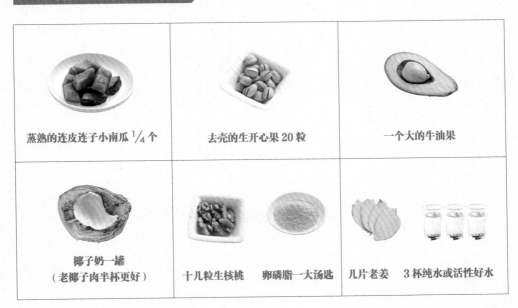

| 蒸熟的连皮连子小南瓜 ¼ 个 | 去壳的生开心果 20 粒 | 一个大的牛油果 |
| 椰子奶一罐 （老椰子肉半杯更好） | 十几粒生核桃　卵磷脂一大汤匙 | 几片老姜　3 杯纯水或活性好水 |

将上述食材放入蔬果机搅打 2 分钟,就成了浓郁的蔬果糊,早、中、晚各吃一杯,吃到一半的时候,取温的活性好水服用能帮助吸收养分的胃酸营养品,以

及可用来增加酶、帮助消化及营养吸收的消化酶营养品。

若本身就不胖，在喝蔬果汁期间要维持体重，可以饮用依照书中的食材（即要含有蔬菜、香辛料、种子、水果、营养补充品、活性好水）打出的蔬果汁，刚开始的两三个月会将体内积累多年的毒素以及大肠的宿便尽数排出，体重下降是正常的，这是废物毒素的重量，并不是肌肉的重量。

当身体内的毒素完全排出后，体重会慢慢上升到标准的体重就不再继续上升。我就是这样喝了40多年，所以身体没有太瘦也没有太胖（63千克、1.63米，一直保持在标准的体重水平线上）。

但要注意：除了喝蔬果汁外，每天还要吃全生的蔬菜沙拉、发芽的豆类、极少量的罐头沙丁鱼、全生的坚果、五谷豆米饭（详见附录4）及营养补充品，才能有齐全的养分提供给身体的每个细胞！如果只是喝蔬果汁而不再吃别的东西，体重当然会下降！

Q 腰围超标，如何用自然养生法减少内脏脂肪及成功瘦身？

A 我们吃进去的食物毒素大多数依靠肝脏以及大肠来排出。

当吃进的食物毒素超过肝脏所能承受的极限，大肠也没有每天3～4次排出大便时（3～4次大便是针对生机饮食者而言，下同），体内剩下的毒素便会存入脂肪细胞，让体内的脂肪细胞不断增大增多，腰围也就越来越大，最终有可能突然引发心脏病、糖尿病及脑卒中，所以要减少脂肪细胞的数量和体积，使腰围能缩小。希望你能努力执行以下事项：

🗙 禁吃一切煎、炸、炒、烤、烧的食物。

🗙 禁吃一切用添加了抗生素和激素的饲料养大的动物的肉做成的食品（如炒肉、肉汤、腌卤食物等）。

🗙 禁吃一切用精制面粉（白面粉）做的食物，例如面条、米粉、包子、馒头、蛋糕、饼干等食物。

🗙 尤其不能抽烟、喝酒，也不能吃含糖的食物、饮品。

肥胖形成的主因

肥胖体质的人大多缺乏蛋白质、基本油酸、氨基酸、矿物质及维生素 B_1、B_2、B_3，且摄取的热量高于身体消耗的热量，导致体重增加。

◎ **腰围超标的饮食调整：**

☑ **吃适合自己血型的食物**——每天晚餐一定要在晚上 6 点半左右吃完，更重要的是要吃适合你的血型的食物。

☑ **喝营养蔬果汁排毒送养分**——每天都要喝"清血毒全营养蔬果汁"（详见附录 3），可一次搅打一天要喝完的 6 杯。每天早上空腹时，先用一个柠檬榨汁，加一大汤匙的中链椰子油混合好后喝，半小时后，再喝两杯蔬果汁当作早餐。

☑ **午餐饮食建议**——午餐前一小时先喝 2 杯蔬果汁，再吃生菜沙拉（详见附录 4）及少量的发芽的各种豆类，搭配老姜、蒜头、小茴香、肉桂粉、柠檬汁、醋和中链椰子油混合制成的沙拉酱。每周可以自由选两天在沙拉里加入一小罐加有橄榄油的罐头沙丁鱼（购买要谨慎，不要买到含高汞的青花鱼，它和沙丁鱼的外形太相似了）。

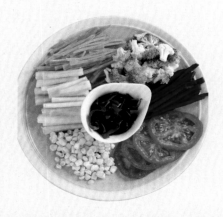

▲ 生菜沙拉可随季节替换应季蔬果，以摄取不同的植物生化素

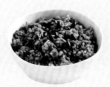

☑ 晚餐饮食建议——晚餐之前一小时再喝 2 杯蔬果汁，之后再吃五谷豆米饭（用高粱米、燕麦、薏仁米、大麦、糙米添加香菜、小茴香、肉桂粉、葫芦巴粉、10 小瓣蒜头及活性好水煮成饭或浓粥。做法详见附录 4），食用前添加一大汤匙中链椰子油（晚餐一定要在晚上 7 点钟之前吃完，还有绝对不能吃夜宵！这是内脏脂肪上升的最大原因之一）。

▲ 五谷豆米饭

◎ 改善腰围超标，这样做：

自然阳光与运动是保持健康的重要元素：每天在阳光下快步走 30 分钟（运动之前先取一大汤匙中链椰子油加一个柠檬挤出来的汁混合饮用，再开始做健走），一天两次（上午 11 点左右一次，下午 2 点左右一次）；晚上在家练习"养生调息运动"（参阅本书附录 8，扫码观看养生调息运动教学视频）。

☑ 对症按摩法——每天睡前躺在床上时，将双手放于丹田（肚脐下），按顺时针方向画圆圈按摩，一开始先画小圈，慢慢转为大圈，再由大圈慢慢转为小圈，如此来回做 50 次。

我曾经指导一位国王由 306 千克减到 170 千克。此方法若持之以恒，必能轻松减轻体重，维持健康的体质。还有一个重点：无论男女，都可以任选标准尺寸的衣服，以呈现完美与自信的体态。

清肠瘦身蔬果汁

分量：1 天 6 杯   **口感**：微酸带涩   **功效**：可帮助清肠通便，降低血糖

■ 可每天更换喜欢的水果种类，让蔬果汁更可口美味。若不喜欢辛辣口味，可减量或不放蒜头。1 天喝 6 杯：早餐 2 杯，午晚餐前各 1 杯，下午 2 杯。

■ 凤梨（菠萝）含有凤梨素，可帮助消化蛋白质、促进大肠蠕动；猕猴桃含有高量维生素 C，可助清肠，丰富的钾含量可强化肾和心脏功能。

■ 另外饮用加了纤维粉和椰子油的活性好水，保持每日 3~4 次通便。

材料

蔬菜：

· 中型红色甜菜根 / 1 个

· 胡萝卜 / 1 根

- 西芹 / 1 根

水果：

- 凤梨（菠萝）/ 2 片

- 猕猴桃 / 2 个

- 柠檬 / 1 个

配料

- 蒸馏水 / 2 杯

- 蒜头 / 1 小瓣

- 葫芦巴粉、小茴香 / 各 ½ 小匙

- 亚麻籽、黑芝麻、蜂花粉 / 各 2 大匙

- 海盐水 / ½ 小匙

- 香菜 / 6 小枝

- 姜 / 5 片

- 枸杞 / 3 大匙

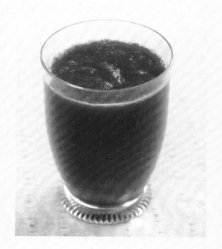

做法

1. 所有食材洗净；甜菜根去皮切块；胡萝卜切块；西芹切段。

2. 猕猴桃去皮切块；柠檬挤汁。

3. 把蒸馏水倒入 3.5 匹马力的蔬果机内，再放入所有材料和配料，一同搅打成汁，即可饮用。

轻松减重的 **7** 大饮食关键

1. 饭前喝蒜醋水: 将两小瓣新鲜的蒜头捣成蒜蓉后和一大匙有机苹果醋加入一杯蒸馏水或活性好水,混合均匀,在吃东西前喝下,是很有效的减肥方法。因为一般的醋对减肥都有一定的功效,而苹果醋更具营养也更有效果;蒜头具有稀血、降血脂、降胆固醇的效用。

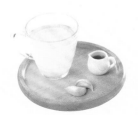

2. 晨起喝椰子油温水: 每天早上一起床,马上饮用一杯加了两大匙椰子油(标签注明"中链甘油三酯",即"MCT OIL")的温水(体重每 22.5 千克需加一大匙椰子油)。椰子油能将脂肪细胞转为能量,增加精力,又能帮助减轻体重。

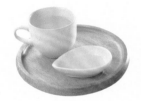

3. 常吃发芽的豆类: 发芽的豆类,例如绿豆芽,就连同芽与绿豆的部分一起吃。还有其他如黑豆、扁豆、黄豆、雪莲豆等的豆芽,也都是利用种子储藏的养分直接培育成幼嫩的芽菜,营养价值很高。

▲ 发芽黑豆

▲ 发芽扁豆

▲ 发芽绿豆

▲ 发芽黄豆

▲ 发芽雪莲豆

4.注意动物蛋白质的摄取量：如果当天的饮食中吃了鱼类，则建议不要再吃蛋。

5.多吃生菜食物：其实我本人非常喜欢吃越南菜，因为越南菜大多会搭配很多生菜。很多人吃了甘蔗虾、炸春卷却不吃盘边所附的生菜，而我一定吃光所有的生菜，不论是豆芽、莴苣还是白萝卜、胡萝卜等，好随时补充自己的植物生化素。

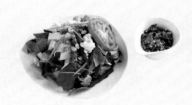

6.每天三餐喝排毒饮：将一杯300毫升的活性好水加上3大匙纤维粉和1大匙椰子油（标签注明"中链甘油三酯"，即"MCT OIL"）稍微混合后，立即饮用，一天要喝上3大杯（等排便正常后或成功减重后，可以降低椰子油的分量）。

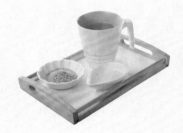

7.喝葫芦巴粉水降双高：可将一小匙葫芦巴粉加进1杯150毫升滚热的蒸馏水中，盖上杯盖焖泡5分钟，即可趁热慢慢饮用，1天喝4杯，是不错的减肥饮品。葫芦巴粉可以帮助降血糖、降血脂，若是吃素且不吃葱蒜的人，可以用此替代。

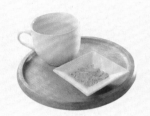

防癌抗癌

Q 因为食用油不够安全，可以喝蔬果汁来排身体里的劣油毒素吗？

A 因为长久以来民众养成的饮食习惯，总是认为用油煎、炸或热炒过的食物口感较香较酥脆，导致民众对油品的需求量特别大，也由此给制油业带来了庞大的商机！

尤其是现在的家庭，三餐以外食居多，而餐饮业者及烘焙业者大多用瓶装油或桶装油来烹调菜品或制作点心；纵使有些经常在家烹调的人，也会为了捡便宜而购买大瓶装的油品。人们的饮食习惯导致食用油的需求量很大，让一些不肖的黑心油厂为了创造更大的利润，甚至为了节省成本来增加利润，完全不顾消费者的健康，竟利用新科技制作假油，甚至使用回收油、地沟油、潲水油冒充好油卖给人们，让消费者不知道吃进去多少劣质油，因而总担心身体残留过多的毒素。

然而，油脂是我们身体中每个细胞都很需要的重要原料之一。每个人根据自己体重的需要，每天都要提供给身体 15% 至 25% 的脂肪或油脂，以保持身体的正常运作。如果没有供应给身体足够的油脂，会带来如皮肤粗糙、头发干燥、体形干瘦等问题，同时也会导致疲倦、健忘、手脚发抖、便秘、消化不良、月经失调、心律不齐及呼吸困难等有碍健康的症状出现。

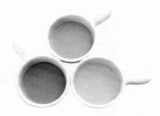
▲ 各种不同的油脂含有不同的养分，好油也是养护细胞的能量来源

我们一定要知道，身体每个正常健康的细胞所需要的油脂是好油，如生坚果、生种子、生棕榈果、生椰子肉、牛油果、橄榄、玉米、生牛奶、生羊奶等的油脂，还有经过低温处理提炼的橄榄油、芝麻油、花生油、苦茶油、棕榈油、亚麻籽油等，而且应以蒸、煮、烫、拌好的食物佐油，而不是用煎、炸、炒等高温烹调。只要没有受到高热破坏养分，都算是正确用油。

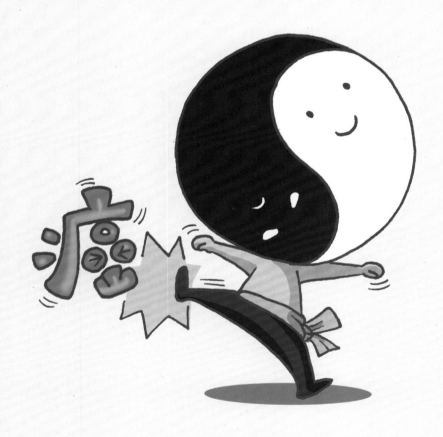

▲ 拥有强健的免疫和自愈系统，才能打败癌症

但绝大多数的人都还是习惯把食用油放入锅内用来煎、炸、炒，认定只有这样做才好吃，却不知道低温提炼的好油，放入锅中煎、炸、炒后会释放出有香味却致癌的毒素——多环芳烃（Polycyclic aromatic hydrocarbons，PCAH）。长期吃煎、炸、炒的香喷喷的食物，恐怕会带来许多慢性病，如高血压、糖尿病、高胆固醇、高血脂、心脏病、脑卒中、关节炎、失智症等，甚至各种癌症。

我一再倡导要得到真正的健康，最重要的就是要忌口，也就是尽量少吃（最好完全避免）一切煎、炸、炒、烤、烧的食物。如果一星期吃一次，最多两次这类的食物倒无妨；如果是天天吃，就有极高机会吃到用假油、掺水油做成的食物，将会给身体健康带来风险，不可不慎啊！如果真的无法克制爱吃煎、炸、炒的食物，建议大家选用有机纯椰子油，它不但含有对心脏及脑部很好的 Omega-3、Omega-6、Omega-7、Omega-9，还含有不会伤害身体又很耐热、不易氧化的天然植物饱和油！

虽然仍有些专家认为饱和油不是好油，会阻塞血管，但其实不然！糖分为"好糖"及"坏糖"，盐也有"好盐"和"坏盐"之分，甚至水也有"好水"和"坏水"，还有在肠道里的细菌，也分为"好菌"和"坏菌"，饱和油也一样，分为"好饱和油"及"坏饱和油"！

椰子油无法被广泛食用，可能是因为它有特别的味道，有些人没办法接受！可尝试在椰子油中加点抗氧化剂很高的蒜头、香茅、姜丝或九层塔等香辛料，味道就会变得较可口！

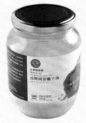

▲ 椰子油

◎ 喝蔬果汁排除体内劣质油毒素：

若经常摄食含劣质油的食物，会使肝脏过度劳累，无法全部分解劣质油而使其积累于肝内，带来脂肪肝、肝癌和胆囊炎等健康隐患；淋巴系统长期吸收这类毒油，也可能会带来乳腺癌、前列腺癌、甲状腺癌、淋巴癌、肠癌、肝癌、胰腺癌、脑瘤等健康隐患。

若担心自己的身体状况，可以参考癌症标志物及相关标记，如 CEA、AFP、AST、ALT、GGT、LDH，到医院或诊所抽血检验相关项目（详见附录6），就能提早预知健康状况，及早以自然饮食疗法调理身体，避免慢性病或癌症上身。

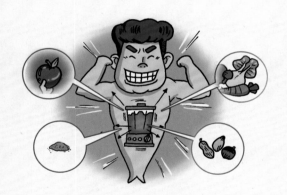

▲ 不一样的蔬果汁集合了10种以上的食材，能有效排除劣质油毒素，预防疾病上身

但有一点要特别注意：西医的正常数值范围和自然医学的正常数值范围有差距！西医的正常数值范围过宽，会让已经有病兆的人看到检验的数字还在正常的范围内，以为还是很健康而掉以轻心！所以验血的结果要以自然医学的数值范围为准，才能真正让身体得到好的照顾。

此外，为了避免身体长期遭受劣质油入侵伤害而不自知，请跟着实践以下做法：

① 喝营养蔬果汁排毒送养分——先照着"清血毒全营养蔬果汁"（详见附录3）进行3个月的排毒饮食。

② 之后照着下一页"强化肝脏功能蔬果汁"的内容再做3个月的保肝饮食。

做法如下：

● 喝营养蔬果汁排毒送养分：连续3个月，每天喝6杯"清血毒全营养蔬果汁"。

● 再连续3个月，每天喝6杯"强化肝脏功能蔬果汁"。

● 每天取一大杯加了少许海盐的温的活性好水服用可帮助肝脏排毒和保肝的营养品，还有可帮助平衡大肠生态、帮助消化、促进排便的益生菌营养品，以及可消炎抗菌、强化人体免疫力的营养品。

● 每天保持3~4次的排便。

● 每天慢慢喝6~8杯活性好水（不是碱性水，而是一杯250毫升蒸馏水＋4毫升或半个瓶盖活性矿物质浓液混合成的水）。

● 每天在强阳光下快步走20~30分钟及做"养生调息运动"（参阅本书附录8，扫码观看教学视频）。

● 保持正念，坚信一定可以尽快将油毒等一切毒素排出体外。

做完6个月的排毒保肝事项后，可再次到医院或诊所抽血检验，直至实践到检验数值达到自然医学正常的范围！

这一套自然食疗"排除毒油措施"是提早预防一切慢性病及一切癌症的好方法，也是调理身体、恢复健康的捷径！已经罹患癌症的患者，应该寻求专业的医生治疗，同时搭配依照个人体质设计的蔬果汁以及相关营养品。只要再给身体一次机会，改善免疫及自愈系统，有信心对抗病魔，就有机会瓦解病毒，找回健康。

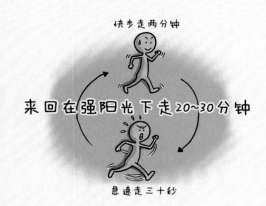

快步走两分钟

来回在强阳光下走20~30分钟

急速走三十秒

▲ 在强阳光下快步走，可以加速血液循环，纾解压力毒素，提升免疫及自愈系统的功能

强化肝脏功能蔬果汁

分量：1天4~6杯　　口感：甘甜可口　　功效：肝脏保健

■ 此道蔬果汁建议于每餐前30分钟饮用。

■ 苜蓿芽、甜菜根、姜丝、迷迭香、柠檬汁、牛油果、卵磷脂以及梨等主要食材，都对肝脏很有帮助。春夏季节盛产百叶蓟（Artichoke），可清蒸或煮汤后食用，清肝补肝。

■ 保肝首先应远离烟酒，其次要多吃水煮、清蒸的食物，如鱼汤、蒸鱼、生菜沙拉（沙拉中一定要有蒲公英叶）。

材料

蔬菜：

- 中型红色甜菜根 / 1 个
- 苜蓿芽 / ½ 杯
- 芦笋 / 3 根
- 紫包心菜叶 / 数片

水果：

- 梨（绿皮梨，也可改用青苹果）/ ½ 个
- 牛油果 / ½ 个
- 柠檬 / 1 个

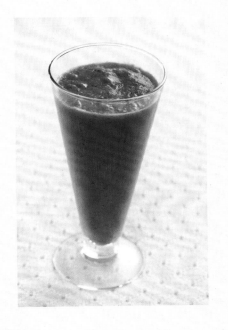

配料

- 蒸馏水 / 2 杯
- 老姜 / 5 片
- 迷迭香 / 少许
- 枸杞 / 3 大匙
- 巴西利（洋香菜）/ 5 小枝
- 香菜 / 5 ~ 6 小枝
- 卵磷脂 / 2 ~ 3 小匙

做法

1. 所有食材洗净；甜菜根去皮切块；芦笋切段。

2. 梨连皮切块；牛油果去皮不去籽，切块；柠檬削去外皮，保留白色纤维和果肉，不去籽。

3. 将蒸馏水倒入蔬果机内，再放入所有材料和配料（卵磷脂先不放），一同搅打成汁，最后加入卵磷脂，用低速搅打 10 秒即成。

Q 已经在做化疗，无法吃生食的人是否不适用生机饮食法？

A 患癌症最大的原因是体内毒素超过身体排毒系统的负担，才会让残留在体内的致癌毒素、情绪毒素、药物毒素、自由基毒素等有机会去破坏正常的细胞，使其变异为癌细胞，不断累积在一起成为癌肿瘤。另外一个原因，就是常常吃没有营养的食物，使得身体细胞没有足够的养分生产能量，以及没有足够的能量来排毒，从而中毒、衰弱，让细菌、病毒有机会破坏细胞膜并导致发炎，最后变异成癌细胞、肿瘤。

 Dr. Tom Wu 健康教室

什么是肿瘤？

受损发炎肿大的细胞会继续感染周围的正常细胞，让受伤的细胞越来越多，并累积在一起形成硬块，这就是所谓的"肿瘤"。也就是说，肿瘤是由受损发炎肿大的细胞累积在一起的，是身体发生病变的细胞！

什么是癌？

当血液不能充足地供应给肿瘤养分时，肿瘤为了生存下去就会开始变异，脱离我们身体60兆细胞的大家庭，自立门户，开始制造出酶及增生新血管，不再受定时的生死机制控制，自己不停地繁殖生存下去，并同我们60兆细胞争食血液送来的营养，也开始分化吃掉我们的肌肉，还释放肿瘤种子和毒素进入血液中，让血液送到别的地方。

这个能自己制造酶及新血管，并会不停地吃掉我们的肌肉和吸取我们营养的肿瘤，就是癌肿瘤！因为有自己的酶及新血管，癌肿瘤会生长得更快，甚至会发生转移！

生机饮食从来不治任何一种病，包括癌症在内。生机饮食最主要的目的就是：

● 尽量将体内的所有毒素排出体外；

● 提供丰富的养分和植物生化素，让免疫系统有能力去打击敌人；

● 让自愈系统有机会将被破坏的细胞和癌细胞修补为正常的细胞。

任何加毒的治疗都会使更多的正常细胞转变为癌细胞，所以当你做化疗（即正在加毒于身体）加害身体的细胞，尤其是让已经衰弱的免疫自愈细胞更加崩溃，更加没有能力杀死细菌病毒时，必须加倍供应给身体更多的养分。运用生机饮食可以提供更多更丰富的养分给身体的细胞，强化细胞免于变成癌细胞，及提供更多的植物生化素给免疫自愈细胞，恢复它们的功能去打击细菌病毒并做修补的工作。

许多人对生机饮食不了解，认为生食蔬果会有细菌感染的问题，他们并不知道生机饮食对全生蔬菜的清洗处理法，不知道吃生食时搭配的香辛料能杀细菌、灭病毒和寄生虫，也不了解香辛料能平衡食材的生冷寒凉。为了延长自己的生命，应立刻吃对富含植物生化素的食物来拯救健康，提高自己的生存机会！或许你可能会问，那要怎样开始做呢？

☑ 抽血检验标记指数——先到医院抽血检验相关项目（详见附录6），即 CEA、AFP、HCG、TSH、CRP、LDH、ALP、GGT、HbA1c、eGFR 与罹癌的器官，如肺加检验 NSE、CyFra21.1，大肠加检验 CA72.4，乳房加检验 CA15.3 等等。

☑ 喝营养蔬果汁排毒送养分——依照"清血毒全营养蔬果汁"的食材（详见附录3），搅打一天要喝完的6杯蔬果汁，每天喝，坚持4个月后，再去抽血检验上述的所有标记指数，与 4 个月前的指数对照，就能知道自己病情的进展。

　　☑ 午晚餐饮食建议——午餐和晚餐各吃一大碟全生的多种类蔬菜沙拉（可以放入沸水氽烫 30 秒至 1 分钟），并搭配多种香辛料（如老姜、蒜蓉、姜黄粉、香菜、鼠尾草等）和纯椰子油、柠檬汁、生坚果，尤其是蛋白质含量比肉类还要多的稍微发芽的豆类（可以氽烫一下）。如果吃完后感觉还不饱，可以在午餐时吃水煮的蔬菜汤和每周不超过 3 次（即每隔一天吃一次）的加有橄榄油的罐头沙丁鱼（吃前也要加香辛料）；晚餐吃完蔬菜沙拉后，也可再吃五谷豆米饭（详见附录 4），吃前也要加入纯椰子油与香辛料。

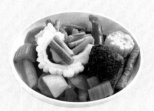

▲ 多种类的蔬菜含有较多的植物生化素，

可消灭细菌病毒，修护被损坏的细胞

　　☑ 补充身体的能量营养 1——每餐吃到一半的时候，取温的活性好水服用可用来增加酶以帮助消化及营养吸收的消化酶营养品，可改善血液循环、增强心脏功能及促进细胞产生能量的辅酶营养品，可帮助肝脏解毒、减轻肝脏排毒压力的清肝素营养品，以及可帮助免疫系统将肿瘤硬块溶解掉的营养品。

　　☑ 补充身体的能量营养 2——早上、中午、下午和晚上空腹或吃饭前 45 分钟，各取微温活性好水服用益生菌和可消炎抗菌、强化人体免疫力的营养品。

运动是保证健康的重要元素：早晚勤练"养生调息运动"（参阅本书附录8，扫码观看教学视频）及每天大笑300次（一天分开多次做）。

Q 癌症化疗时可以喝蔬果汁吗？会不会有感染的问题？

A 根据自然医学的研究报告，人体之所以会生病，主要是病患体内营养不足及毒素过多，造成了免疫及自愈系统过度虚弱而无法发挥功能来消除毒素及杀死细菌病毒，让它们有机会入侵，任意攻击、伤害正常的细胞，久而久之变成癌肿瘤，这就是癌症发生的过程。

当癌症病患做了割除、化疗和电疗的处理后，容易伤害体内细胞、器官以及免疫系统和自愈系统，而虚弱的体质也没有能力抵抗外来的病毒，因此需要有足够的蛋白质、碳水化合物、维生素、矿物质、大量的抗氧化剂（Antioxidants）以及丰富的植物生化素来满足身体的需要。

但是煮熟的蔬菜、五谷的大部分营养素被破坏了，无法提供充足的养分支持疲劳的身体，帮助化疗患者提升体力，只有选用新鲜干净的蔬果和微发芽的豆类生食后才有齐全的营养，帮助身体打胜仗。

这是因为全生的蔬果汁和全生的蔬果沙拉含有各种各样的维生素、酶、蛋白质、矿物质、碳水化合物、脂肪、油酸、天然激素、微量物质及救命的植物生化素等。这些丰富且齐全的营养能充分保障身体免疫及自愈系统的功能，同时吃进胃以后又不会消耗体能，可以立刻被吸收，达到快速提升精力和体力的效果。

相反地，煮熟的蔬菜不仅流失了大部分维生素及全部的酶，让蛋白质、矿物质及碳水化合物产生了质变，还将油酸、脂肪、激素氧化了。同时煮熟的食物进入胃部里面，还要耗费身体内大量的酶、维生素及抗氧化素，来帮助分解和吸收有限的营养，让被化疗破坏摧残得快要崩溃的身体和免疫系统承受雪上加霜的加倍负担。

经过化疗、电疗的虚弱的病体体内药物毒素急速增多，加之免疫及自愈系统功能急速下降，更需要大量补充含有各种植物生化素的蔬果汁及活性好水来及时救回免疫及自愈系统，同时将毒素及时排出体外。

书中的蔬果汁，除了最重要的生鲜蔬果材料外，还有搭配得当的配料，尤其是各种辛香调味料（如蒜头、老姜、香菜、迷迭香、九层塔、肉桂粉、丁香粉、薄荷叶、辣椒等）。这些都是天然可抗感染、杀细菌的食材，相互搭配得宜，会有相辅相成的作用，甚至能引进更多的好菌、助生菌，让一切外来的坏菌在还未抵达肠胃时就能被及时消灭，保护身体不受感染。所以病患若想使身体更有精力，早日恢复健康，就要配合以下事项：

☑ 喝营养蔬果汁排毒送养分——每天喝 6～8 杯全生的"清血毒全营养蔬果汁"（详见附录 3），提供足够的治病防病的植物生化素给免疫及自愈系统，让其尽快恢复功能去攻击敌人，以及修补被药物伤害的正常细胞。

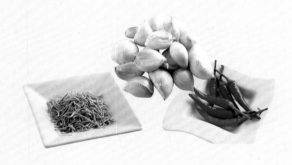

▲ 香辛料是杀细菌、抗病毒、提升免疫力及防癌抗癌的好食材

◎ 预防生食的细菌、幼虫及病毒，这样做：

将蔬果清洗干净，加 2 杯活性好水，使用 3.5 匹马力的蔬果机搅打，即可杀死细菌、幼虫及病毒。

综合以上安全饮食的方法，就不用过于操心了！用恒心、毅力及转变的态度来改变体质，创造延续生命的奇迹。

 Dr. Tom Wu 健康教室

何谓免疫力？

　　免疫系统是从自身的细胞或组织中辨识出非自体物质（各种外来的细菌、真菌、病毒），进而将其消灭、排除的整体细胞反应体系的统称。人体免疫系统最基本的组合可分为两部分——先天免疫（Innate Immunity）和后天免疫（Acquired Immunity）。

　　免疫系统中的细胞像是一支训练有素的军队，时时刻刻在身体的每个角落巡逻，寻找入侵的敌人——细菌、病毒、真菌等，并且消灭它们。当然，这支军队需要足够的军饷（如蛋白质、矿物质、油酸、维生素、酶、氨基酸、微量矿物质）。为了能有效作战，军队同时也需要军火炮弹，而食物里的植物生化素（如类黄碱素、多酚类、多元糖、花青素等）就充当了这一角色，能够保卫身体不受敌人攻击。

先天免疫	包括白细胞、胃酸、皮肤油脂、血液中的细胞间素、干扰素。先天免疫能自动打垮软弱的入侵敌人。
后天免疫	包括多种由白细胞进入胸腺、甲状腺、脾脏、肝脏特别训练出来的十几种不同功能的免疫细胞单位。

Q 癌症病患可以吃豆类、豆浆吗？肉类可以吃吗？

A 凡是豆类，最好都等稍微发芽后再吃，因为吃了未发芽的豆类容易在体内产生很多气体，会放屁，而吃发了芽的豆类不但不会有这种情形发生，还会提供比肉类更多的优质蛋白质。若癌症病患不能吃肉类时，发芽的豆类（不是芽菜）就是他们最需要的蛋白质来源。至于豆浆，则要选择以非转基因黄豆为原料做的。

　　肉类要选择有机的产品，而不是用添加了激素及抗生素的饲料养大的动物的肉类和人工养殖的海产，还有每周不能吃超过你的血型所允许的肉类分量，即 O 型血的人每周不能超过 3 次，AB 型血和 B 型血的人每周不能超过 2 次，A 型血的人每周不能超过 1 次。如果长期吃超过血型所允许的肉类分量，就会带来很多慢性病，包括癌症在内，因此为了身体健康，不可不慎。

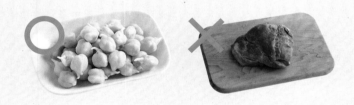

▲ 癌症病患不能吃动物肉类时，发芽豆类是合适的蛋白质来源

Q 如何用生机饮食法来战胜癌症？

A 首先，必须先了解生机饮食传授的健康真谛，才能成功战胜病魔，进而达到无病痛的境界，因此我建议先详细读完包含了我几十年治病防病经验的三本书：《不一样的自然养生法》《不一样的自然养生法实践一〇〇问》《让食物与运动成为你的健康良药》。

　　不管是初期癌症病患，或是经治疗后医生认为已经好的人，或是现在正在做治疗的癌症病患，或现在没有病也不知道到底将来是否会得癌的人，如果质疑健康问题，最好是到医院抽血检验一下癌症标志物指数与相关标记的指数 [这些标记是 CEA、AFP、HCG、TSH、CRP、LDH、ALP、GGT、HbA1c 和 eGFR（详见附录 6 ）]，就能：

- 让已经有癌病变但经治疗后认为已经没病的人知道是否还有癌细胞存在；
- 让正在治疗中的病患知道现在所做的治疗是否正确有效；
- 让还没有癌病变的人能提前 5 ~ 15 年预知自己是否会得癌。

上述的三种人士，如果抽血检验出的指数都超出自然医学的标准范围（不是西医的正常范围），就要立刻实践生机饮食：

☑ 喝营养蔬果汁排毒送养分——依照"清血毒全营养蔬果汁"的食材（详见附录 3 ）搅打一天要全部喝完的 6 杯蔬果汁饮用，将体内的致癌毒素排出体外，是一劳永逸让病魔永远不会再来的简易方法。

☑ 午晚餐饮食建议——午餐及晚餐各先吃一大碟全生多种类的蔬菜沙拉，并搭配多种能杀灭病毒、病菌又能平衡生冷寒凉的香辛料，之后再吃水煮熟的蔬菜汤及极少量的干净肉类（每周不能超过 3 次，只在午餐时吃）。晚餐也可改吃少量的五谷豆米饭（详见附录 4 ），也要加纯椰子油和香辛料。

☑ 补充身体的能量营养 1——每顿饭吃到一半的时候，取温的活性好水服用胃酸营养品（可增加胃酸，协助分解食物及吸收营养成分）、消化酶营养品（可用来增加酶，帮助消化及吸收营养）、辅酶营养品（可改善血液循环、增强心脏功能、促进细胞产生能量）、清肝素营养品（可帮助肝脏解毒，减轻肝脏的排毒压力）。此外，如果已有肿瘤，要加可帮助免疫系统将肿瘤硬块溶解掉的营养品（关于营养品的用量，必须要咨询专业医师或营养师）。

☑ 补充身体的能量营养 2——早、中、晚分别空腹取微温活性好水服用益生菌营养品（可帮助平衡大肠生态、帮助消化、促进排便）以及可消炎抗菌、强化人体免疫力的营养品。

☑ 自然阳光与运动是维持人体健康的重要元素——每天一定要有 3 ～ 4 次大便。每天上午 11 点左右和下午 2 点左右，在强阳光下各快步走 20 分钟。阳光中的紫外线会让脑部制造出更多的血清素（Serotonin），而血清素又是制造多巴胺（Dopamine）和褪黑激素（Melatonin）的前体（Precursor）。多巴胺可以帮助消除焦虑、忧郁等情绪，褪黑激素可改善睡眠质量及防止掉发。同时早晚勤练"养生调息运动"（参阅本书附录 8，扫码观看教学视频）。

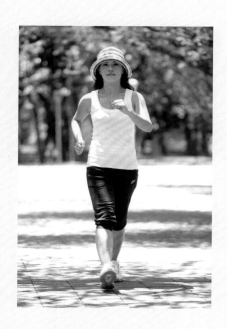

▲ 快步走可以借由阳光、呼吸来调节身体五脏六腑、活化细胞，增强身体的免疫力

Q 抗癌良药除了正确的饮食与运动外，正向的情绪真的也有助于对抗癌症吗？

A 生机饮食的真谛，就是建议不再吃喝与血型不搭配的食物，用生机饮食特调蔬果汁将以前吃错喝错的食物毒素排出体外，一定要补充优质的保健营养品，还要做心理辅导，不要再有贪、嗔、痴、怒、恨、怕的心态，要有天天大笑300次和凡事感恩的真心表现。

　　我来分享一个真实案例，证明负面情绪有多么可怕：在我的著作中，曾写到一位罹患乳腺癌的女士，你们知道为什么她在2008年时，两个星期前验的乳腺癌是2厘米×2.1厘米，而在两个星期后却增大到4厘米×2.2厘米吗？这是因为当她知道自己罹患乳腺癌时，心里特别害怕。由此可见，负面情绪会使身体产生大量的情绪毒素！

　　后来她通过我的著作知道了生机饮食的神奇疗效，毫不怀疑，以百分百的信心、耐心、恒心执行了6个月就明显好转了，连她的西医主治医师都赞叹生机饮食神奇之力。从这个案例可以看到情绪的毒素有多可怕！所以千万要小心，心灵健康也是很重要的！

大肠直肠癌

Q 直肠癌二期，有开刀，没化疗，癌指数不超过2，脸色黯沉，排便较硬，半夜经常口干口臭，该如何调整饮食？

A 之所以会有这些症状出现，是因为在手术之前没有先用蔬果汁清除血液内的毒素，在手术后也没有戒掉自己的血型不允许吃喝的东西所致。

　　如果现在的CEA癌指数是2以下，这就说明体内的致癌毒素已经在破坏身体的细胞膜和细胞基因并变异为癌细胞了。如果立刻照做以下的事项，现在还来得及预防和阻止癌症的再访：

先去医院抽血检验癌症标志物与相关标记的指数（详见附录6）——CEA、AFP、HCG、CRP、TSH、LDH、ALP、GGT、AST、ALT、CA19.9、CA72.4、CA50 或 CA242、NSE、CyFra21.1、HbA1c、eGFR、PSA（如果你是女士，还要验 CA15.3、CA125、SCC，但不用验 PSA），才能准确地知道被体内致癌毒素所破坏的发炎细胞和癌变细胞的所在器官，而不是只检验癌指数而已！这些标记指数能预知：

● 将来的肿瘤是良性或恶性——CEA、AFP。

● 将来的肿瘤是由什么引起的（即起因）——HCG、TSH、CRP、LDH、ALP、GGT、HbA1c、eGFR。

● 将来的肿瘤出现的器官——AST、ALT、CA19.9、CA72.4、CA50 或 CA242、NSE、CyFsa21.1、eGFR、PSA、CA15.3、CA125、SCC。

建议所有的人每年体检时都做一下检验，这样可以提前 5~15 年预知自己是否已经有癌细胞，并能及时做好预防的准备，防止癌症的发生，而不是每年做体检时使用会增加辐射毒素于体内的仪器照射，因为当仪器发现有阴影时，癌细胞累积成肿瘤已经在体内有 5 ~ 15 年的时间了！届时发现已经太迟了。

如果大家都要求检验上述的标记指数，将来癌症就会绝迹，医院需要治疗的癌症患者会越来越少，人民更加安享晚年，社会更加和谐，国家也更强更富有。

当身体的致癌毒素已经在破坏细胞并使之转变为癌细胞时，应该严格又很彻底地实践生机饮食最少 9 个月，并先戒掉一切会加速癌变的饮食和生活习惯：

🗶 禁吃一切煎、炸、炒、烤、烧的食物。

🗶 禁吃一切用添加了激素及抗生素的饲料养大的动物的肉做成的食品,以及所有牛乳制品和人工养殖的海产。

🗶 禁吃一切精制面粉做的食品、甜品、白米饭及其他加工食品;只吃天然的食材及五谷豆米饭(详见附录4)。

🗶 戒烟,不再喝一切含有酒精的饮料、化学汽水、有气的饮料、瓶装的茶、瓶装的果汁饮料。

◎ 改善直肠癌、口干口臭、便秘的症状,这样做:

喝营养蔬果汁排毒送养分: 用"清血毒全营养蔬果汁"的食材(详见附录3),再加入秋葵6根、干罗汉果1个、可帮助清理身体内水环境及油环境毒素的硫酸锌营养品(用量需咨询了解自然医学的专业医师或营养师,但要记得把胶囊营养品打开,只要粉),搅打一天要喝完的7杯蔬果汁,每天喝7杯直至9个月后,再到医院抽血检验上述所有的标记。

如果一切都在自然医学的标准范围(不是西医传统的范围)内,就证明已经彻底远离癌症的困扰,那么就可以一天减为4杯当作保健用。一天的食材也可以自由选择,但一定要遵行适合自己血型的饮食法。

☑ **补充身体的能量营养**——最好早餐只喝蔬果汁,也可先喝蔬果汁,再喝一些没有加肉的温热蔬菜汤。每次喝完蔬果汁后,取温的活性好水服用胃酸营养品(可增加胃酸,协助分解食物及吸收营养成分)和消化酶营养品(可用来增加酶,帮助消化及吸收营养)。

☑ **午晚餐饮食建议**——午餐和晚餐也各先吃一碟多种类的蔬菜沙拉,并搭配多样的香辛料（如老姜丝、姜黄粉、小茴香类、香菜碎）、椰子油、柠檬汁、坚果和酸味的水果莓类，之后再吃用水煮熟的蔬菜、五谷豆米饭（详见附录4）和极少量的有机动物蛋白质（每周只需2次，最好在午餐时吃）。午餐和晚餐吃到一半的时候，分别取温的活性好水服用胃酸营养品（可增加胃酸，协助分解食物及吸收营养成分）、消化酶营养品（可用来增加酶，帮助消化及吸收营养）和辅酶营养品（可改善血液循环、增强心脏功能、促进细胞产生能量）。

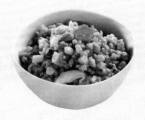

▲ 五谷豆米饭含有丰富的植物生化素及纤维质，是健康、美味的主食

Dr. Tom Wu 健康教室

血毒是癌症真正的祸首

血毒才是癌症真正的祸首，要防癌、抗癌，就要先清除血液毒素。无论是癌症或是其他严重的疾病，清血毒是一切治疗之前的首要工作！而在进行清血毒之前最需要遵守的纪律便是——不要再将那些会污染血液的东西送进身体内。

如果血液中充满了致癌毒素，而血液的循环又将这些致癌毒素送到每个细胞内，那么细胞就会因吸取过多的毒素而中毒、受伤、发炎、肿大！这些受伤的细胞如果继续不停地吸收由血液送来的毒素，就会感染周遭的细胞，造成受伤、发炎、肿大的细胞数量越来越多，不断累积、增长、扩大，最后便成为肿瘤。肿瘤细胞长期继续吸收毒素又没有营养供给时，就会自己制造酶及血管，演变成恶性肿瘤，接着变成癌肿瘤。

如果我们的血液很干净，又有足够的营养以及很多的植物生化素，血液循环便会将这些营养和植物生化素送到正常的细胞内来活化和强化它们的功能，也同时送到变异的细胞里，让它们重回正轨变回正常的细胞。

☑ **吃适合自己血型的食物**——每周只能吃两次（依照个人血型所限制的次数来调整）加有橄榄油的罐头沙丁鱼，或有机蛋类，或确定真的是有机的肉类和鱼类。只能喝纯水、活性好水、逆渗透水、人参茶（详见附录 4）、绞股蓝茶（七叶胆茶）、椰子汁、椰子肉、杏仁奶和坚果奶。

☑ **补充身体的能量营养 1**——早晚各空腹喝一大杯加了少许海盐的温的活性好水或纯水，服用清肝素营养品（可帮助肝脏解毒，减轻肝脏的排毒压力）和可帮助免疫系统将肿瘤硬块溶解掉的营养品（也可以防瘤）。

☑ **补充身体的能量营养 2**——早、中、晚空腹或饭前半小时，分别取微温活性好水服用益生菌营养品（可帮助平衡大肠生态、帮助消化、促进排便）和可消炎抗菌强化人体免疫力的营养品（前 3 个月最好服用高量的 3 粒）。

☑ **每天排清宿便，维持肠道健康**——保持每天有 3 ~ 4 次大便。如果没有，则服用纤维粉和椰子油。刚开始执行时，取一大汤匙纤维粉和半汤匙（或一大汤匙）椰子油放入一大杯的植物奶（如椰子奶、杏仁奶、五谷米奶或豆奶）中，轻摇混匀后立刻喝下，早上 1 次，下午 1 次。服用一周后，如果每天还没有 3 ~ 4 次排便，就逐渐增加纤维粉和椰子油的分量，直至天天有 3 ~ 4 次排便来保持肠道的清洁，并每天慢慢交替着喝 8 至 10 杯活性好水、纯水和人参茶（详见附录 4）或绞股蓝茶（七叶胆茶）。

☑ **自然阳光是维持健康的重要元素**——每天上午 11 点左右和下午 2 点左右，在强阳光下各快步走 20 分钟。阳光中的紫外线会让脑部制造出更多的血清素（Serotonin），而血清素又是制造多巴胺（Dopamine）和褪黑激素（Melatonin）的前体（Precursor）。多巴胺可以帮助消除焦虑、忧郁等情绪，褪黑激素可改善睡眠质量及防止掉发。

☑ **运动是维持健康的重要元素**——早上起床后和晚上睡之前做"养生调息运动"（参阅本书附录 8，扫码观看教学视频）。

如果依照以上的方法执行，将会改变体质和形象，并且能远离疾病，得到健康！

 Dr. Tom Wu 健康教室

在强阳光下快步走，强化骨骼

快步走是安全经济的运动，可以促进血液循环，使毒素由皮肤排出，并让阳光制造维生素 D_3，刺激身体制造杀菌肽来强化免疫力，以修护身体中损坏的细胞。

上午 11 点至下午 3 点是紫外线最强的时候，强烈的紫外线能穿过皮肤表层到达含有胆固醇和脂肪的内层，将它们转变成维生素 D_3，将钙和其他矿物质成功送达骨骼。

Q 大肠癌二期开刀后超过 5 年，有定期复检，但因有糖尿病，糖化血色素较高，有什么建议的饮食或运动？

A 有过大肠癌又开过刀，就要特别注意饮食。医生只能吩咐定期到医院做检查追踪，并不能预告癌细胞什么时候又会来报到，等到再次检查发现有癌症的存在，又要重新做治疗。建议先去医院抽血检验所有的癌症标志物指数与相关的标记指数（详见附录 6），才能提前 5～15 年预知癌症的到来，并立刻做生机饮食 9 个月，每天还要喝 6 杯的"清血毒全营养蔬果汁"（详见附录 3）及一些相关的营养补充品，才能躲过癌症再来的伤害和痛苦。若是已经证明是糖尿病患者，要让 HbA1C 下降，就要：

✗ 停止再吃一切煎、炸、炒、烤、烧的食物。

✗ 停止再吃一切花生及腰果产品。

✗ 停止再吃一切精制面粉制品及甜品、白米饭和水果。

☑ 日常饮食建议——多吃苦瓜、莙荙菜、丝瓜、南瓜，并在一切食物中都要添加小茴香粉、肉桂粉、鼠尾草粉。

☑ 自然阳光与运动是维持健康的重要元素——每天上午 11 点左右和下午 2 点左右，在强阳光下各快步走 20 分钟。阳光中的紫外线会让脑部制造出更多的血清素（Serotonin），而血清素（Dopamine）又是制造多巴胺（Dopamine）和褪黑激素（Melatonin）的前体（Precursor）。多巴胺可以帮助消除焦虑、忧郁等情绪，褪黑激素可改善睡眠质量及防止掉发。

Ⓠ 大肠癌三期，开完刀，化疗期间该如何饮食？旅行在外的饮食怎么办？

Ⓐ 癌症化疗容易伤害体内细胞、器官，以及免疫和自愈系统，因此需要有足够的蛋白质、碳水化合物、维生素、矿物质、抗氧化剂（Antioxidants），以及丰富的植物生化素来满足身体的需要。

而煮熟的蔬菜、五谷等食物中的大部分营养素都已经被破坏，无法提供充足的养分支持疲劳的身体，帮助化疗患者提升体力，唯有选用新鲜干净的蔬果和微发芽的豆类生食后才有齐全的营养，帮助身体打胜仗。

这是因为全生的蔬果汁和全生的蔬果沙拉含有各种各样的维生素、酶、蛋白质、矿物质、碳水化合物、脂肪、油酸、天然激素、微量物质及救命的植物生化素等。这些丰富且齐全的营养能充分保障身体免疫及自愈系统的功能，同时吃进胃以后不会消耗体能就可以立刻被吸收，达到快速提升精力和体力的效果。

任何一种癌症包括大肠癌，都是没有吃对及喝对符合自己血型所需要的食物和饮料而种下的病因，特别是经常吃喝自己血型不需要的食物：

● 不能代谢成为废物——天天将废物累积于体内会产生过多的酸性毒素，侵蚀正常的细胞膜，引起细胞发炎并变异为癌细胞，久而久之就衍生为癌肿瘤。

● 不能提供足够的养分给每个细胞——包括免疫和自愈系统细胞。衰弱的细胞无法抵挡细菌和病毒的攻击而受伤、发炎并变异为癌细胞。也就是说，癌症是因为体内的毒素过多，以及身体得不到足够的养分而衍生出的病症。

所以要改善癌症，首先就要立刻停止会伤害身体的饮食和生活习惯：

✗ 不再吃一切用添加了激素及抗生素的饲料养大的动物的肉做成的食品，以及所有牛乳制品和人工养殖的海产。

✗ 不再吃一切煎、炸、炒、烤、烧的食物。

✗ 不再吃一切用精制面粉做的食品、甜品。

✗ 不再抽烟，也不再喝一切含有酒精的饮料、汽水、瓶装的茶和果汁饮料。

并且要立刻将以前吃喝进体内的废物毒素排出体外。要达到这一目的，就要执行下列事项：

✓ 喝营养蔬果汁排毒送养分——依照"清血毒全营养蔬果汁"的食材（详见附录3），再加入几片生山药、一个如柠檬大小的生芋头（大约30克），搅打一天要喝完的 6 杯蔬果汁，一直喝到到抽血检验相关项目（详见附录 6）CEA、AFP、HCG、CRP、TSH、LDH、ALP、AST、ALT、GGT、CA19.9、CA72.4 都达到自然医学的标准范围，再减为一天三四杯作保健用。

☑ **每天排清宿便，维持肠道健康**——每天尽量能有 3 ~ 4 次大便。如没有，可服用无糖、无添加剂的纤维粉和椰子油帮助排便。但因为刚刚开刀割除了部分大肠，所以每次只能取一大汤匙纤维粉及半汤匙（或一大汤匙）椰子油放入一大杯的杏仁奶（或椰子奶）中来喝，早上 1 次，下午 1 次，并每天慢喝 6 ~ 10 杯的水，帮助肠道蠕动，以易于排便。

☑ **补充身体的能量营养 1**——早、中、晚空腹或吃东西前 15 分钟，分别取微温活性好水服用益生菌营养品（可帮助平衡大肠生态、消化、排便）以及可消炎抗菌、增强人体免疫力的营养品。

 Dr. Tom Wu 健康教室

　　益生菌的好处是能抑制肠道内坏菌的生长，平衡肠道中的酸碱性，此外，还有以下作用：

● 能预防肠病毒伤害幼童；

● 能降低胆固醇和血糖；

● 能吸收毒素，避免让毒素经由肠壁进入血液中；

● 帮助消化并消除大肠内的毒菌放出的臭气体；

● 杀死位于胃和十二指肠间的幽门螺旋杆菌；

● 制造 B 族维生素，帮助新陈代谢，防治抑郁症，而维生素 B_{12} 能增加红血球和修补神经细胞，对于全素食者也助益不少；

● 制造维生素 D_3 和维生素 K，增强骨质，预防骨质疏松症；

● 能制造过氧化氢（H_2O_2），杀死坏菌，并控制坏菌繁殖，加强免疫系统的杀菌功能（当人体细胞中出现微量的过氧化氢时，细胞中的过氧还原酶能够将过氧化氢还原成无毒物质。当细胞发生癌变时，免疫系统会制造过氧化氢攻击癌细胞，癌细胞中过氧化氢的浓度就会逐渐超标，抑制过氧还原酶，破坏癌细胞组织，促使其死亡）。

抗生素是人工制造出来的杀菌药物，可将身体内构成发炎、发高烧、感冒的细菌杀死，从而达到治疗病症的效果。但抗生素会将大肠中的坏菌、好菌全部杀死，破坏力太大，服用后身体容易出现衰弱、疲倦、食欲减退、便秘等不良现象。

助生素是大自然中的好菌、益菌，可以从古法制造的酸菜、酱油、酸乳、奶酪中得到（选择以天然的菌来发酵的古法酿制，可产生更丰富的有益菌）。

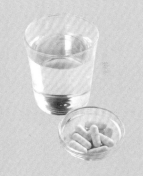

▲ 益生菌是健胃整肠的好帮手

大多数益生菌到达胃部后，会被胃酸杀死，只有极少量的能到达大肠，因此身体受益很少，但多摄取仍是有帮助的。一般保健可在早晚空腹时，各补充 1 粒或 2 粒。益生菌最好是空腹服用，或是喝蔬果汁前 30 分钟服用，因为益生菌在空腹时先到达肠胃，可保护肠胃壁细胞，功效较好。

☑ 补充身体的能量营养 2——早餐到上午 11 点间只喝蔬果汁，喝到一半的时候，取温的活性好水服用胃酸营养品（可增加胃酸，协助分解食物及吸收营养成分）、消化酶营养品（可用来增加酶，帮助消化及吸收营养）、清肝素营养品（可帮助肝脏解毒，减轻肝脏的排毒压力）和辅酶营养品（可改善血液循环、增强心脏功能及促进细胞产生能量）。

☑ 午晚餐饮食建议——午餐和晚餐各先吃一碟生菜沙拉（生菜沙拉的材料里一定要有生白萝卜、山药、花菜），并添加香辛料，以及纯椰子油、开心果和柠檬汁，拌匀。谨记：每一口都要细嚼 30 ~ 40 下再吞下。

☑ 做呼吸运动增加肺活量——最好每隔一小时左右做一次"357"深呼吸运动（详见附录 5），不是将空气送到肺，而是将空气送到丹田，一天做 5 ~ 6 次。

◎ 旅行在外的饮食调养：

☑ 旅行在外的调养方法——如果外出旅行，可以买随身包的"红甜菜根精力汤"、胃酸营养品和消化酶营养品。每次外食之前，先取随身携带的"红甜菜根精力汤"一包或两包加入温水混匀后饮用，回旅馆之后，再取温的活性好水服用胃酸营养品以及消化酶营养品。

☑ 喝营养蔬果汁排毒送养分——外出旅行回到家之后，依照"清血毒全营养蔬果汁"的食材（详见附录 3），再加入硫酸锌营养品（可帮助清理身体水环境及油环境内毒素，用量需咨询了解自然医学的专业医师或营养师）、甲状腺素营养品（可平衡肾上腺素分泌，加强肾脏功能）、辅酶营养品（凡是胶囊都要打开，只要粉），搅打一天要喝完的 6 杯蔬果汁饮用。

☑ 日常饮食建议——每天喝 6 杯蔬果汁，不吃其他食物，坚持 7 ~ 10 天。

每天交替着喝 6 ～ 10 杯纯水和活性好水。早上和下午各服用一次加了纤维粉和椰子油的植物奶来排清肠道宿便。

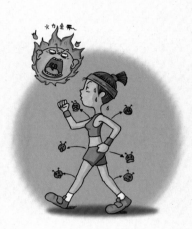

☑ 补充身体的能量营养——早、中、晚空腹或喝蔬果汁前 15 分钟，分别取微温活性好水服用益生菌营养品以及可消炎抗菌强化人体免疫力的营养品。

"357" 快步走路进行的动作

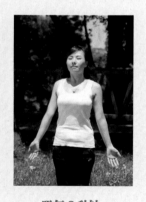

吸气 3 秒钟

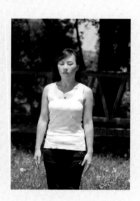

闭气 5 秒钟

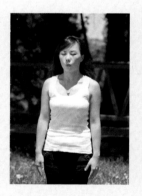

慢慢吐气 7 秒钟

肝癌

Q 肝癌扩散至脑部，如何执行生机饮食与运动法？

A 发现身体有肿瘤时，不管它是良性还是恶性，都要先知道一个事实：当体内的毒素（包括药物毒素、饮食毒素和情绪压力毒素）超过身体排毒系统所能负担的极限时，多余的毒素就会腐蚀细胞膜和细胞基因，引起细胞变异为癌细胞，慢慢地变成癌肿瘤。不先清除毒素，只送入身体更多的剧毒，当然会使癌扩散，甚至导致死亡！

所以建议立刻用生机饮食将体内的毒素清除或降到最低点，并提供给免疫及自愈系统丰富的养分，以期能及时救回受伤的细胞，使其不发生变异，同时补充营养保健品给相关的器官，使该器官恢复正常的功能。

如果实践生机饮食几个月后（最少 6 个月），肿瘤仍未改善，建议开刀将最后的癌灶去除，并坚持实践生机饮食继续扫除余下的毒素，直至身体改善。

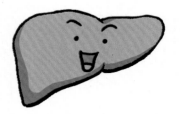

▲ 肝脏是人体最大的排毒工厂，每日养肝的好时机是晚上
11 点至凌晨 3 点，这时应进入熟睡阶段

生机饮食能扫清体内的毒素，身体没有了毒素怎会长瘤，怎会扩散？如何实践生机饮食将体内的癌毒排除掉，首要的是不再常常有情绪压力，也不要再送进一切会污染身体的毒素，即：

✗ 不再吃一切煎、炸、炒、烤、烧的东西。

✗ 不再吃一切用添加了激素及抗生素的饲料养大的动物的肉做成的食品，以及牛乳制品、蛋类和人工养殖的海产。

✗ 不再吃精制面粉做的一切食品和甜品。

✗ 不再喝一切含有酒精的饮料、汽水、瓶装加糖的茶和果汁饮料，也不再抽烟！

 Dr. Tom Wu 健康教室

糖为癌细胞的重要粮食，也是使人患癌的原因之一（因为癌细胞分化快，需要许多的糖提供能量）。为了健康，应该避免吃太多含糖的食物。选择无糖，才能远离癌症危机。

◎ 改善癌细胞病变的方法：

☑ 抽血检验标记指数——依照附录6中的项目到医院抽血检验以下项目的指数后（不用等结果）就开始执行生机饮食，并在实践6个月后再抽血检验同样的标记，互相对照，让自己知道病情的进展：CEA、AFP、HCG、CRP、TSH、LDH、ALP、AST、ALT、GGT、HBsAg（如阳性，要有数字）、CA19.9、CA72.4、SCC、CA15.3、CA125、NSE、CyFra21.1、HbA1c、eGFR。

☑ 喝营养蔬果汁排毒送养分——依照"清血毒全营养蔬果汁"的食材（详

见附录 3），再加更多的老姜、黑胡椒粒（逐渐增加分量）、绞股蓝茶（又叫"七叶胆茶"，只要茶叶，两茶包）、老椰子肉，搅打一天要喝完的 7 杯蔬果汁，喝至痊愈。在早餐的蔬果汁喝到一半时，服用胃酸营养品和消化酶营养品。

☑ 午晚餐饮食加能量营养——午餐和晚餐要吃全生的蔬菜沙拉（也可以将食材汆烫 30 秒），蔬菜的种类要多，也要加各种的香辛料和酸味的水果。在吃到一半时，取温的活性好水服用胃酸营养品和消化酶营养品。

☑ 每天排清宿便，维持肠道健康——保持每天有 3 ~ 4 次大便。如没有，可以由少量逐渐增加分量地吃纤维粉和椰子油，直至每天有 3 ~ 4 次大便。每天还要交替着喝 6 ~ 10 杯纯水和活性好水。

☑ 做 4 天清胆结石及肝毒——最好在春天至入秋前 5 天用磷酸做一次或两次（隔月做）连续 4 天的肝胆排石净化和清肝（详见附录 7）。

☑ 补充身体的能量营养 1——取一大杯加了少许海盐的温纯水或活性好水服用清肝素营养品、辅酶营养品和可帮助免疫系统将肿瘤硬块溶解掉的营养品。

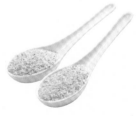

▲ 纤维粉是体内环保的首选食材，能促进排便。纤维粉放入液体中会逐渐膨胀，建议混匀后立即饮用

☑ 补充身体的能量营养 2——早上、中午、下午、晚上空腹或饭前 15 分钟，分别取微温活性好水服用益生菌营养品以及可消炎抗菌、强化人体免疫力的营养品。

☑ 对症按摩解病痛——将优质按摩油涂于

脑部长瘤的地方，用手心按摩 1 分钟，再将优质按摩油涂于右小腿内侧，用手上下按摩 2 分钟，每天 2 次。

☑ **自然阳光是维持健康的重要元素**——每天上午 11 点左右和下午 2 点左右，在强阳光下各快步走 20 分钟。阳光中的紫外线会让脑部制造出更多的血清素（Serotonin），而血清素又是制造多巴胺（Dopamine）和褪黑激素（Melatonin）的前体（Precursor）。多巴胺可以帮助消除焦虑、忧郁等情绪，褪黑激素可改善睡眠质量及防止掉发。

☑ **运动是维持健康的重要元素**——早上起床后和晚上上床前做"养生调息运动"（参阅本书附录 8，扫码观看教学视频）。

 Dr. Tom Wu 健康教室

辅酶 Q10 是身体细胞所需要的营养材料，可用来辅助细胞将"燃料"送进细胞内的线粒体（Mitochondrion，如同发电厂）来生产能量（ATP）。身体 95% 的能量都是由细胞的线粒体生产的。每个细胞中含有不同数量的线粒体。线粒体数量愈多的细胞，所需要的辅酶 Q10 愈多。

所以辅酶 Q10 不足也是心脏致病的原因之一。疲倦、记忆力不好、不孕、抑郁症、癌症，也都有可能是辅酶 Q10 供应不足产生的症状。

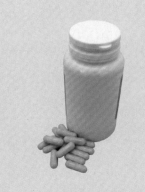

▲ 每天补充适量营养品能增强体质，减少疾病

Q 因肝癌一期开刀切除部分肝脏后执行自然养生法，一段时间后到医院检查，原本肝内 2 厘米的良性血管瘤已不见，不过胆红素值 2.0mg/dl，比参考值 0.2 ~ 1.2mg/dl 仍高出许多，该如何改善？

A 胆红素值过高，可能是以下 3 种情况：

① 肝还没有恢复正常功能或胆管阻塞；

② 肾脏的肾小球过滤率较差（可以去医院抽血检验 eGFR，正常值要高过 100 最好，高过 95 也算可以，但低于 95 就要小心了）；

③ 每天没有 3 ~ 4 次大便。

◎ 避免胆红素值升高：

☒ 禁止抽烟，不再喝一切含有酒精的饮料和一切碳酸饮料。

☒ 禁食一切煎、炸、炒、烤、烧的食物，特别是炒饭、炒面、炒蛋。

☒ 一定要吃对喝对你的血型所需的食物。

◎ 降低胆红素值，这样做：

☑ 清胆结石及肝毒——用磷酸做 1 次或 2 次（要隔一个月做）连续 4 天的排胆石和清肝（详见附录 7）。

☑ 每天排清宿便，维持肠道健康——保持每天有 3 ~ 4 次大便。如没有，可以服用纤维粉和椰子油来帮助排便。

☑ 喝营养蔬果汁排毒送养分——依照"清血毒全营养蔬果汁"的食材（详见附录 3），再加入硫酸锌营养品（用量需咨询了解自然医学的专业医师或营养师。打开胶囊，只要粉），搅打一天要喝完的 6 杯蔬果汁，连续喝 4 个月后再检查胆红素，如果已正常，可减为每天 4 杯作保健用。

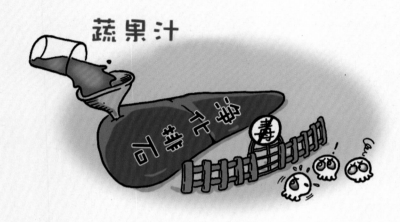

▲ 保肝首先要做 4 天肝胆净化来排结石，然后每天喝
净化肝脏蔬果汁来清血毒，还原身体的细胞能量

☑ **补充身体的能量营养**——同时每天要取一大杯加了少许海盐的温的活性
好水服用清肝素营养品、辅酶营养品（用量参考产品说明），待胆红素值正常后
方可停用，或每天各服用 1 粒作保健用。

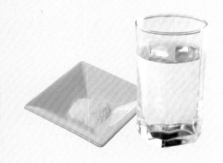

▲ 海盐＋温的活性好水，可以给身体补充能量和营养

胃癌

Q 得了胃癌且全胃切除了,还能执行自然养生法来维持健康吗?

A 全胃切除是不太建议采用的方法!既然已经做了,只能顺其自然及亡羊补牢了。要知道:胃除了分泌胃酸、生物素、胃蛋白酶来分解食物外,还承担着杀菌的工作。在失去了胃的情况下,又要达到分解食物和杀菌的目标,就要:

将一切食物放入蔬果机,加入消化酶营养品、辅酶营养品和米醋少许,搅打成糊来吃。如果想要更健康,可以将全生的蔬果放入蔬果机,加入消化酶营养品和辅酶营养品,搅打成蔬果汁来喝(凡是胶囊的营养品都要打开,只要粉)。喝蔬果汁是为了得到更齐全的营养及植物生化素,更容易消化并减轻胃的负担。

虽然已打成糊或蔬果汁,但每一口都要慢慢细嚼十几下或更多下,让唾液有足够的时间同食糊和蔬果汁混匀,帮助分解、消化。

同时,早、中、晚空腹或饭前约 15 分钟,分别取微温活性好水服用益生菌营养品和可消炎抗菌、强化人体免疫力的营养品来帮助杀菌、消化。

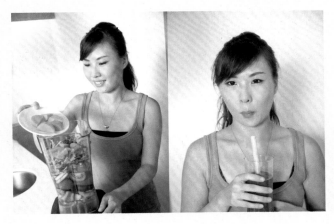

◀ 用吸管将蔬果汁吸入口中慢慢细嚼,结合口中的唾液,可帮助消化及吸收食物的养分

089

鼻咽癌

Q 为何时常闻到妈妈有异味？而且她经常喉咙不舒服、胸闷。请问得了鼻咽癌，如何执行不一样的自然养生法？

A 常常闻到的异味来自喉咙和鼻窦的发炎腐烂细胞。如果不立刻处理，5 到 10 年内有可能会得喉癌或鼻咽癌。为了防止不幸发生，就要立刻实践生机饮食最少 9 个月来将症状完全消灭掉，让喉癌或鼻咽癌永远不会发生。

一切癌症都是因为体内的毒素超出了身体排毒系统所能负担的极限，累积的毒素随着年月不停地增加到某一个程度时，就会开始破坏细胞膜和细胞基因，导致其变异为癌细胞，进而成为癌肿瘤。

体内长期营养不足，就会使免疫系统没有足够的食材来充实自己，无法消灭自由基，也使自愈系统没有足够的原料来做修补的工作，长期下去就会让自由基不断地任意破坏，从而引起炎症、发烧，导致癌肿瘤的持续增长及扩散。

长期抽烟、喝酒会伤害鼻窦，饮食太烫、太辣、太刺激会伤害咽喉。预防鼻咽癌产生，首先要：

X 不再吃太烫的食物，不再喝太烫的饮料、汤水，也不再吃太刺激、太辣的香辛料。

X 不再抽烟、喝酒，不再喝一切含有酒精的饮料、汽水、瓶罐装加糖的茶和果汁饮料。

X 不再吃一切煎、炸、炒、烤、烧的东西。

X 在 9 个月内不吃一切用添加了激素及抗生素的饲料养大的动物的肉做成的食品，以及乳制品和人工养殖的海产。

☒ 在 9 个月内也不吃一切人工处理过的五谷米，以及一切精制面粉做的食物和甜点。

☒ 不再吃香蕉、梨、西瓜、哈密瓜、甜瓜、木瓜、豆浆、豆腐类。

◎ 改善鼻咽癌，这样做：

☑ 喝营养蔬果汁排毒送养分——依照"清血毒全营养蔬果汁"的食材（详见附录 3），再加更多的老姜和黑胡椒粒（逐渐增加分量）、一茶包的绞股蓝茶（七叶胆茶，只要茶叶）、6 根秋葵，搅打一天要喝完的 6 ~ 7 杯蔬果汁，喝到下次抽血检验相关项目（详见附录 6）标记指数都达到自然医学的标准范围时，再改为一天 4 杯作为长期的保健。

☑ 补充身体的能量营养——每天早上和晚上将可消炎抗菌、强化人体免疫力的营养品和益生菌营养品放在舌头上，跟口水混合一起慢慢吞下，保持咽喉的清洁，防止发炎发痒而咳嗽！

☑ 午晚餐饮食建议——午餐和晚餐只能吃清蒸、水煮或全生的蔬菜沙拉，并搭配香辛料（如姜蓉、蒜蓉、姜黄粉、香菜、小茴香粉）、纯椰子油、中链椰子油、柠檬汁、草莓、百香果、凤梨（菠萝）和猕猴桃。晚餐吃完生菜沙拉后，要吃五谷豆米饭（详见附录 4），吃时要加香菜、纯椰子油、姜蓉、蒜蓉、姜黄粉。同时交替着喝 6 ~ 10 杯稍温的纯水、活性好水、人参茶（详见附录 4）、绞股蓝茶（七叶胆茶）和很浓的绿茶。

☑ 做深呼吸及调息运动增加能量——早上起床后和晚上上床前各做一次"养生调息运动"（参阅本书附录 8，扫码观看教学视频），并每隔一两个小时做十几下"357"的深呼吸运动（详见附录 5）。

☑ 对症按摩解病痛——将优质按摩油涂于双足的大脚趾外侧以及大脚趾和

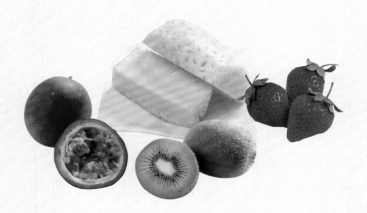

▲ 建议午餐和晚餐吃酸味水果，这些水果富含维生素 C，

可抑制腐败菌繁殖，抑制毒素的产生，抵抗癌细胞

第二足趾合拢在一起时的连接线大约 1 厘米长的地方（即咽喉的反射区），用大拇指用力上下推按，每处 2 分钟，1 天 2 ～ 3 次。

口腔癌

Q 口腔癌初期已切除，该怎样调理饮食比较好？

A 不要再吃太烫、太辣、太刺激的食物，尤其是火锅、热汤、热茶、酒、汽水，也不要再抽烟。

☑ 漱口杀病毒——要常常保持口腔的清洁，每次吃完任何东西后，都要漱口刷牙。

☑ 喝营养蔬果汁排毒送养分——依照"清血毒全营养蔬果汁"的食材（详见附录 3），再加 3 ～ 4 根秋葵，搅打一天要喝完的 6 杯蔬果汁，坚持喝 9 个月。

☑ 午晚餐饮食建议——午餐尽量先吃一碟全生的蔬菜沙拉与发芽豆，之后再吃水煮的蔬菜和蔬菜汤，每一样食物都要加老姜、姜黄粉、小茴香、肉桂粉、香菜、柠檬汁和椰子油。另外，每周可在蔬菜沙拉中添加2次加有橄榄油的罐头沙丁鱼并拌匀。晚餐也要先吃一碟生菜沙拉，之后再吃五谷豆米饭（详见附录4），也同样要加上述的香辛料及椰子油。

☑ 补充身体的能量营养——午餐和晚餐吃到一半的时候，取温的活性好水服用胃酸营养品和消化酶营养品。

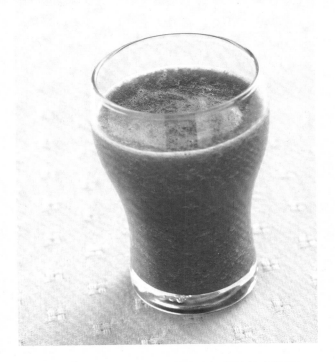

▲ 午餐及晚餐前一小时各喝一杯美味健康的蔬果汁，让身体细胞吸收好能量，每天神清气爽

乳腺癌

Q 罹患乳腺癌二期，已开刀及做完化疗，应如何保健？

A 建议做完一切治疗后，立刻依照相关的癌症标志物指数去抽血检验相关项目（详见附录6），这样就能知道体内是否还存在癌细胞。如果发现癌细胞还存在，立刻依照"清血毒全营养蔬果汁"（详见附录3）和"乳房保健蔬果汁"（详见98页）的食材，搅打一天要喝完的6～7杯蔬果汁饮用。蔬果汁要天天喝，午餐、晚餐也要吃全生的发芽豆及蔬菜沙拉，坚持吃9个月。

在这9个月内，每两个月交替着喝"清血毒全营养蔬果汁"和"乳房保健蔬果汁"。如此执行9个月后再去医院抽血检验癌症标志物指数。如还没有达到自然医学的标准范围，就要继续喝下去，直到所有的标记指数都达到标准范围，才算是真正打赢了这一仗！除了以上应该做的事项，还要尽量：

X 不吃一切用添加了激素及抗生素的饲料养大的动物的肉做成的食品。

X 不吃一切精制面粉做的食品，如白面粉、白面条、馒头。

X 少吃一切煎、炸、炒、烤、烧的食物。

X 每天排清宿便，维持肠道健康——保持每天3～4次大便。如果没有，可服用无糖、无添加剂的纤维粉和纯椰子油。将两大汤匙的纤维粉（逐渐增加分量，直至每天有3～4次大便）和一大汤匙的纯椰子油（如第二天大便太稀，就减少椰子油的分量；如太硬，就要增加椰子油的分量）放入一大杯非转基因大豆磨制的豆浆或燕麦奶中，稍微混匀后立刻快速喝下，并要在一天内慢慢喝6～8杯活性好水来帮助大肠蠕动，促进排便。

✓ 补充身体的能量营养1——取一大杯加了少许海盐的温的活性好水服用清肝素营养品（可帮助肝脏解毒，减轻肝脏排毒压力）、硫酸锌营养品（可帮助清理体内水环境及油环境内毒素，用量需咨询了解自然医学的专业医师或营养师）、辅酶营养品（可改善血液循环、增强心脏功能、促进细胞产生能量）。如果检验还有癌细胞，就加可帮助免疫系统将肿瘤硬块溶解掉的营养品，以促进排毒及提升精力。

 Dr. Tom Wu 健康教室

纤维粉

　　纤维粉无论是减肥还是不减肥的人都可以每天食用。将 2 汤匙的纤维粉加入 250 毫升的蒸馏水或饮料中搅匀饮用，可帮助肠道保健、排便顺畅，降低胆固醇。

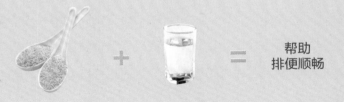

帮助
排便顺畅

　　☑ 补充身体的能量营养 2——每天早中晚分别取温的活性好水服用益生菌营养品（可帮助平衡大肠生态、帮助消化、促进排便）以及可消炎抗菌、强化人体免疫力的营养品。

　　☑ 自然阳光与运动是维持人体健康的重要元素——每天上午 11 点左右和下午 2 点左右，在强阳光下各快步走 20 分钟。阳光中的紫外线会让脑部制造出更多的血清素（Serotonin），而血清素又是制造多巴胺（Dopamine）和褪黑激素（Melatonin）的前体（Precursor）。多巴胺可以帮助消除焦虑、忧郁等情绪，褪黑激素可改善睡眠质量及防止掉发。

☑ **对症按摩法**——将优质按摩油涂于双足的乳房、子宫及卵巢反射区，用手关节用力按压每处 1 分钟，1 天 2 次。

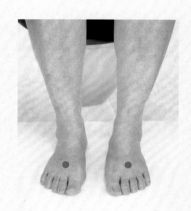

▲ 乳房对应反射区

Q 乳腺癌患者真的不宜吃大量豆类制品吗？摄取哪些蔬果比较好？

A 豆类制品不是豆类，这是两种不同的食物。

◎ **豆类制品：**

豆类制品，如豆腐、豆浆、豆干、豆腐花、素鸡、素鸭、素肉等都添加了许多的调味剂、调色剂、凝结剂、防腐剂等对身体有害的化学物质，多吃有害无益。一个星期吃一次倒无所谓，因为身体的排毒系统还有 6 天的时间去慢慢代谢化解，两次及以上就会超过排毒系统所能负担的极限，多余的毒素就会累积在体内伤害细胞，让细胞发炎变异为肿瘤细胞，慢慢形成肿瘤，如再加上喜欢吃煎炸炒的食物，就会引发为癌肿瘤，所以豆类制品千万不能多吃。

◎ **两种豆类：**

① **转基因豆类**——包括黄豆，含有身体不能代谢又会伤害身体的危险物质，会引发疾病。市场上卖的豆类制品（95% 以上）几乎都是用转基因黄豆做的，常吃可能会带来生理问题，甚至可能提升罹患癌症的概率，要特别小心！

② **大地自然生长出来的豆类**——含有几乎齐全的营养成分和生长激素。它们的结构和体积与我们身体内分泌腺系统分泌的激素极为相近，所以容易被体内的激素收容器（hormone receptors）吸收使用和代谢排除。

身体的每个细胞，包括乳房的细胞都有许多的激素收容器来吸收激素。年轻的时候，分泌激素的腺体系统很活跃，所以少年时期容易长高长大，但24岁以后，分泌激素的腺体系统开始退化，激素分泌变少，人便不再长高长大，且随着年龄的增长，激素的分泌越来越少，皮肤便开始有皱纹等老化特征出现。

要延缓衰老，就要经常少量地吃富含植物激素的食物，如有机黄豆、西兰花、海藻、花粉等来弥补体内腺体系统分泌的不足。

但要小心，只有天然生长的植物才含有最安全的生长激素，人造的激素包括更年期服用的代替激素以及用来饲养动物、海产的激素，都有可能致癌。因为它们的体积过大，结构也不同，常服用或常吃这一类的食物，会使体内不能使用的激素剧升，占据每个细胞（尤其是乳房和前列腺细胞）的激素收容器，从而引发癌症。

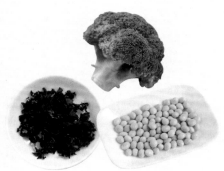

▲ 吃含有高植物激素的食材，可补充体内腺体分泌的不足，延缓衰老

要保持永久的健康，除了要吃对自己血型所需的食物之外，还要给身体的每一个细胞供应最好的水分。只有蔬菜水果才拥有有机分子细小的活性好水和活性矿物质，并提供给身体每个细胞。其他的金字塔能量水、碱性水、过滤水的源头都是来自水龙头的死水，它们所含的矿物质体积都过大，不是人体细胞所能吸收

和代谢的，所以只有不含任何矿物质的纯水 H_2O（蒸馏水）才是真正的好水。我们可以买由植物提炼出来的植物活性矿物质浓液添加入纯水变成活性矿物质水，简称"活性好水"，来补充给身体。

乳房保健蔬果汁

■ 分量：1天6～7杯　　口感：酸甜

材料

蔬菜：

- 番茄 / 2 个
- 胡萝卜 / 2 根
- 中型甜菜根 / 1 个
- 西芹 / ½ 根

- 芦笋 / 5 根
- 嫩菠菜叶 / 1 大把（切碎后大约 ½ 杯）
- 生的海带（海带结、昆布皆可）/ ½ 杯

水果：

- 覆盆子（树莓）/ ½ 杯
- 猕猴桃 / 2 个
- 有籽大红葡萄 / 10～15 粒

配料

香料：

- 香菜 / 3 小支
- 巴西利（洋香菜）/ 3 小支
- 连皮老姜 / 5 片

- 小茴香粉 / 1 小匙
- 姜黄粉 / 1 小匙

种子：

· 亚麻籽 / 2 小匙　　　　　　　　　· 芝麻 / 3 小匙

好水：

· 活性水 / 2 杯

营养保健品：

· 卵磷脂 / 2 小匙　　　　　　　　　· 蜂花粉 / 2 小匙

做法

1. 将所有食材洗净；番茄、胡萝卜切块；甜菜根去皮、切块；西芹切块；猕猴桃去皮、切块；红葡萄不去皮、不去籽，备用。

2. 将活性好水倒入 3.5 匹马力的蔬果机内，再放入所有的蔬菜、水果、香料及配料，一同搅打 2 分钟成汁，再打开盖子，加入卵磷脂 2 小匙、蜂花粉 2 小匙，续打约 30 秒，即可饮用。

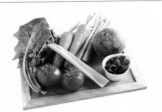

乳房保健 1

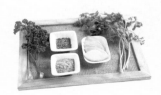

乳房保健 2

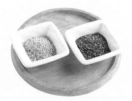

乳房保健 3

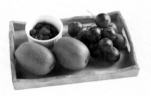

乳房保健 4

Dr. Tom Wu 健康小叮咛

★ 早上喝2杯（每杯240毫升）蔬果汁，上班前再喝1杯，剩下的装瓶随身携带，外出上班可以慢慢喝，1天喝6～7杯。最好用吸管吸一大口，细嚼10下再吞下，让口水津液与蔬果汁混匀，帮助消化和吸收。

★ 每天6～7杯，连续喝6～9个月，就能将血管中的血液毒素清除掉，也可提升身体的免疫力及自愈力。

★ 如果胃有不适，或有想呕吐的现象，开始打蔬果汁时可以不放种子和卵磷脂，等喝了一个星期习惯后，再由少量种子及卵磷脂逐渐增加到需要的分量。

肾脏癌

Q 肾脏癌初期，但肾脏已切除，饮食应该怎么调理？

A 请先参阅附录9中的痛风个案，可尝试照做，除了照吃及喝"强肾祛毒蔬果汁"（附录9）之外，每周也要喝3次"应对肾脏衰竭的特别蔬果汁"。

肾脏切除者禁吃使血液变酸的食物

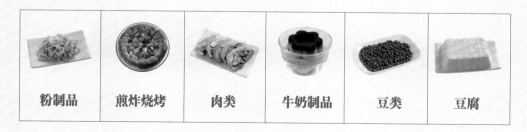

| 粉制品 | 煎炸烧烤 | 肉类 | 牛奶制品 | 豆类 | 豆腐 |

应对肾脏衰竭的特别蔬果汁

将 7 根巴西利（洋香菜）及 3 根香菜切细碎，放入蔬果机，一天用 2 杯的活性好水打汁，一天用青椰子汁打。打 2 分钟后分为 2 份，1 份早上空腹喝，留 1 份下午空腹喝。喝之前一定要先加 1 个青柠檬打成的汁。

前列腺癌

Q 老年人，前列腺癌手术约三年，又有轻微失智症，可用自然疗法改善吗？

A 如果是前列腺切除又做过电疗、化疗的话，转移到别的器官是迟早的事。癌细胞是否已经全没了，只有去抽血检验癌症标志物及相关标记的指数，才能准确知道事实。这些抽血检验相关项目（详见附录 6）的标记是：CEA、AFP、HCG、CRP、TSH、LDH、ALP、AST、ALT、GGT、PSA。如果检验的指数超出自然医学的范围，建议立刻实践生机饮食：

☑ 喝蔬果汁清血毒及保健前列腺——每两个月交替喝"清血毒全营养蔬果汁"（详见附录 3）和保健前列腺的蔬果汁（见 103 页）。每天喝 6 杯，坚持喝 9 个月后，再抽血检验上述同样的标记指数。如果每个项目都在正常范围内，就可改为每天喝 4 杯蔬果汁作保健用；如果还没达到正常的指标，就要继续按上述方法喝下去，直至痊愈。

☑ 三餐饮食建议——除了喝蔬果汁外，尽量让老人家多吃加了很多老姜、蒜头、小茴香粉、鼠尾草粉的水煮的多种类蔬菜及发芽豆类。在每一餐的蔬菜豆类中，都要加纯椰子油（3 茶匙）和中链椰子油（4 茶匙）、蜂花粉、枸杞及一整颗牛油果。

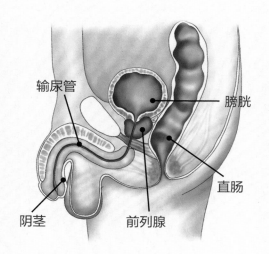

输尿管

膀胱

阴茎

前列腺

直肠

☑ 补充身体的能量营养——同时，早中晚也要各取一大杯加了少许海盐的温的活性好水服用烟酰胺营养品（可维持神经系统、脑部机能正常，改善血液循环）、藜豆素营养品（富含多巴胺，可辅助中枢神经系统运作）、辅酶营养品（可提高脑精力、改善血液循环、增强心脏功能和促进细胞产生能量）。

☑ 自然阳光与运动是保持健康的重要元素——每天尽量在强阳光下快步走30分钟，让脑部有机会制造更多的血清素。血清素是制造多巴胺及褪黑激素的前体（多巴胺能治好情绪低落及失智症，褪黑激素能促进睡眠并提高日间的精力）。最好上午11点左右及下午2点左右各一次（阳光最强的时间也是制造血清素最高峰的时间）。

☑ 对症按摩解病痛——将优质按摩油涂于双足的所有足趾及前列腺的反射区，用大拇指用力按压双足大脚趾及前列腺反射区2分钟及各小足趾各30秒，一天3次。按压后，慢慢喝一大杯温的吉林参茶。

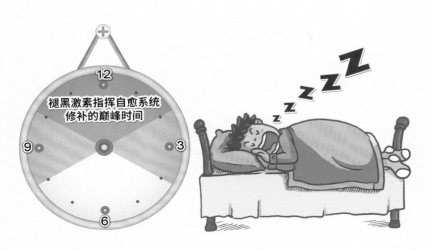

褪黑激素指挥自愈系统
修补的巅峰时间

▲ 黄金睡眠时间（晚上 10 点到凌晨 2 点），褪黑激素会指挥免疫和自愈系统修补受损的细胞

注：

有很多老人家因为长期服用高血压药及胆固醇药而情绪低落或失智。如果家中有年长的亲人正在服用这类药物，就要尽快用食物的健康配方取代药物，因为老人家实践了生机饮食几个月后，血压及胆固醇基本上都会正常，也就不必再天天服用药物了！我们应该用食物来改善身体细胞的能量，夺回健康的自主权！

卵巢前列腺保健蔬果汁

分量：1 天 6 杯　　　口感：酸甜，微带苦味

功效：预防乳腺癌，并可保健卵巢和前列腺

■ 石榴又被称为"多籽的苹果"，富含维生素 C、钾及苹果酸等，对心脏、卵巢、前列腺有治病防病作用；卷心菜芽的植物生化素比卷心菜多出 3～10 倍，在防癌治癌上更有功效。

■ 抱子甘蓝（Brussels sprouts）又称芽甘蓝、抱子卷心菜，属十字花科甘蓝类蔬菜，原产于地中海沿岸。可食用的部分为腋芽处形成的小叶球，纤维多，营养丰富，其蛋白质含量在甘蓝类蔬菜中最高，可防治卵巢癌和前列腺癌。

材料

蔬菜：

- 卷心菜芽（或抱子甘蓝，又称芽甘蓝）/ 1 杯
- 胡萝卜 / 1 根
- 玉米（黄白皆可）/ 1 根

水果：

- 樱桃番茄 / 2 杯
- 苹果 / 1 个
- 柠檬 / 1 个
- 石榴 / 1 个
- 葡萄 / 8 颗

配料

- 蒸馏水 / 2 杯
- 老姜 / 5 片
- 亚麻籽 / 2 大匙
- 芝麻（黄白皆可）/ 2 小匙
- 辅酶 Q10/ 3 粒
- 枸杞 / 3 大匙

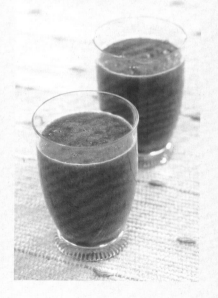

做法

1. 所有食材洗净；胡萝卜切块；玉米取粒；苹果不去皮不去心，切块备用。

2. 柠檬削去外皮，保留白色纤维和果肉，不去籽；石榴取其籽及白色的部分。

3. 将蒸馏水倒入 3.5 匹马力的蔬果机内，再放入蔬果及配料一同搅打成汁，即可饮用。

血癌

Q 血癌患者如何用自然养生法来调理身体?

A 现在最新的医疗技术可以医治许多癌症，但医生无法担保癌症不会再复发！所以要做的事就是去医院抽血检验以下的标记指数（详见附录 6），就能知道血癌的起因：CEA、AFP、HCG、CRP、TSH、LDH、ALP、AST、ALT、GGT、WBC、RBC、Platelet、HbA1c、eGFR。

如果还没有检验以上的标记指数，我可以根据几十年的实践经验提供食谱，希望能帮上忙，但记得要彻底又严格地实践生机饮食 9 个月至 1 年。血癌是因为体内的辐射毒素和致癌毒素超过身体负担极限所致，所以要改善血癌的症状，就要：

☒ 远离一切辐射源，例如计算机、电视、手机、微波炉、高压电线、手机接收发射塔、荧光电灯、强灯光的电器等。

☒ 停止喝酒、一切含有酒精的饮料、汽水、瓶罐装的茶和果汁饮料，不再抽烟。

☒ 停止吃一切煎、炸、炒、烤、烧的食物。

☒ 停止吃一切用添加了激素和抗生素的饲料养大的动物的肉做成的食品，以及牛乳制品。

/105

☒ 停止吃一切精制面粉做成的食品和甜品。

停止再吃喝以上东西后，还要尽快将体内的毒素排出体外。

◎ 改善血癌，这样做：

☑ 喝营养蔬果汁排毒送养分——依照"清血毒全营养蔬果汁"的食材（详见附录3），再加 1/3 杯细碎的四季豆、一大把小叶菠菜、一大匙黑芝麻，搅打一天要喝完的 7 杯蔬果汁。最好从早上起床到上午 11 点先慢慢地喝 3～4 杯，之后再吃水煮的多种类的蔬菜汤，吃前一定要多加姜蓉、姜黄粉、黑芝麻粉和香菜，剩下的蔬果汁要在晚上 6 点钟之前喝完。

☑ 抽血检验标记指数——如此坚持喝 9 个月后，再去抽血检验相关项目（详见附录6），如果标记指数已经都在自然医学的标准范围（不是传统西医的正常范围）内，就证明毒素已经全清，血癌已经排除。但如果标记指数都还没达到自然医学的标准范围，就要继续喝"清血毒全营养蔬果汁"。

☑ 午晚餐饮食建议——午餐和晚餐都要各先吃一大碟全生的多种类蔬菜沙拉（如果怕吃冷冰冰的生菜沙拉，可以将沙拉倒入已经滚沸的热水中氽烫 30 秒至 1 分钟）。沙拉里面一定要有对治疗血癌很有帮助的四季豆、小叶菠菜、红甜菜根和芦笋，并搭配香辛料（如姜蓉、姜黄粉、黑胡椒粉、肉桂粉）、香菜、纯椰子油、生开心果、巴西核果及一切莓类（尤其是樱莓和黑莓）。午餐每隔一天吃一罐加有

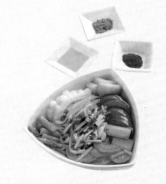

▲ 生菜沙拉氽烫 1 分钟并不会流失过多养分

橄榄油的罐头沙丁鱼（吃前也要加香辛料）和水煮的蔬菜汤。晚餐慢慢细嚼五谷豆米饭（详见附录 4），吃前也要加纯椰子油和前面提及的香辛料。

☑ 补充身体的能量营养 1——每餐吃到一半的时候，分别取温的活性好水服用胃酸营养品、消化酶营养品、辅酶营养品、清肝素营养品以及可帮助免疫系统将肿瘤硬块溶解掉的营养品。

☑ 补充身体的能量营养 2——早上、中午、下午和晚上空腹或吃饭前 15 分钟，分别取一杯加了少许海盐的微温纯水或活性好水服用益生菌营养品以及可消炎抗菌、强化人体免疫力的营养品。

☑ 每天排清宿便，维持肠道健康——保持每天 3 ~ 4 次大便。如没有，要吃纤维粉和椰子油。将一大汤匙纤维粉和半汤匙（或一大汤匙）纯椰子油（逐渐增加纤维粉和椰子油的量，直至每天有 3 ~ 4 次大便）放入一大杯微温活性好水（或杏仁奶、椰子奶）中，混合均匀后立刻喝下，早上 1 次，下午 1 次。每天要逐渐喝 6 ~ 8 杯纯水或活性好水来帮助大肠蠕动，促进排便。✓

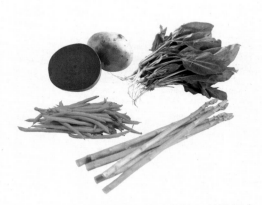

▲ 四季豆、甜菜根、小叶菠菜和芦笋都含有对血癌好转很有帮助的植物生化素和天然活性的铁质

☐ 对症按摩解病痛——将优质按摩油涂于双足的脊椎反射区，用手关节用力上下推按每处 2 分钟，一天 2 ~ 3 次，并早晚勤练"养生调息运动"（参阅本书附录 8，扫码观看教学视频）。

Dr. Tom Wu 健康教室

搭配纤维粉的椰子油对人体有什么好处?

《不一样的自然养生法》中所使用的椰子油均是精制的椰子油（MCT Coconut Oil）。椰子油有长链和中链的油酸。精制的椰子油只提炼出中链的甘油三酯（Triglyceride），不只增强人体免疫力，还能用来减体重，但一天的摄入量不能超过三大匙。若不是精制的椰子油，就容易含有长链油酸，食用太多可能造成胆固醇过高。

我所说的精制椰子油在室温或冰箱冷藏中均不会凝结，而纯椰子油在24℃以下会凝结成乳白色的固体。购买时可参考标签上是否有注明"中链甘油三酯（MCT OIL）"或"体重管理（Weight Management）"之说明。

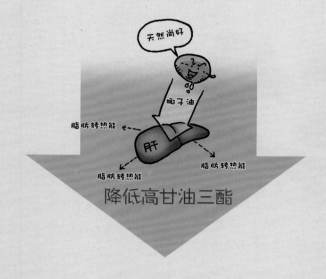

心血管系统保健

高血压

Q 现在正服用降血压药，如何用自然饮食而非药物来控制血压?

A 基本上，肥胖的人都会有高血压及心血管的问题，请参照执行附录 10 中关于高血压的饮食、生活、运动及营养计划方案，就能尽快远离每天吃药的苦海。降血压药物只是控制住血压，并不能医好高血压，而且服用降血压药物超过 3 年会导致性无能或性冷淡，服用超过 10 年会破坏肝脏和肾脏的功能，间接提高突发心脏病或脑卒中的风险! 因此，为了自身的健康，用生机食疗替代药物吧!

如果同时也有高胆固醇的问题，也可以参考《不一样的自然养生法》中关于降胆固醇的内容并照着做，会在几个月内得到良好的效果。

高血压患者适合吃的水果

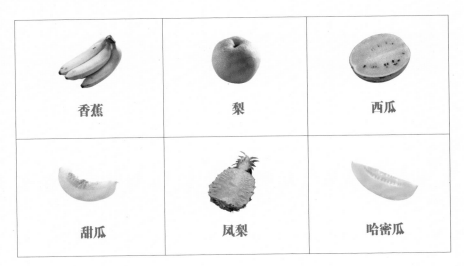

香蕉	梨	西瓜
甜瓜	凤梨	哈密瓜

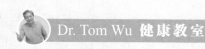

Dr. Tom Wu 健康教室

为什么服用降血压及降胆固醇药物时不能食用柑橘类水果?

因为橙子、柚子及橘子都含有具有稀血功效的植物生化素,食用后会促进血液稀释,自然降低血压及胆固醇。如果此时又跟着服用药物,则原本已降低的血压会降得更低,心脏便可能会无力运作而产生衰竭的危险。

所以在服用这两种药物时,最好少食用柑橘类水果,避免血压降得过低。若血压控制良好,停止服药后,就可以选择天然的水果降低血压及胆固醇了。

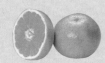

▲ 服用降血压、降胆固醇药物,应避免柑橘类水果

Q 血型 A 型,工作容易紧张、焦虑,用眼及脑过度,常失眠、头晕、头痛,如何通过执行自然养生法来改善?

A 因为是 A 型血,所以尽可能不吃肉制品,以及牛奶制品、人工养殖的海产,尽量不喝含有酒精的饮料、汽水、瓶装茶或果汁,更不能吃一切煎、炸、炒、烤、烧的食物。

☑ 吃对适合自己血型的食物——换句话说,A 型血人的食谱重点是以蔬菜为主,加少量酸味的水果、少量发芽的各种豆类、少量五谷豆米饭(不能吃白米饭)及少量生坚果类。每隔 3 天只能在午餐时加一小罐加有橄榄油的罐头沙丁鱼(吃前加香菜、姜、黑胡椒粉);只可以吃水煮、清蒸的食物或者生吃蔬菜;每天只能交替喝纯水、活性好水、韩国人参茶（详见附录4）或吉林参茶。如果坚持这样的吃喝法，将能在几个月内调理好身体，并能每天有最少3次的排便。

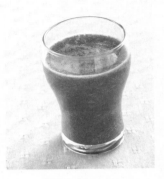

▲ 增强精力蔬果汁

☑ 喝营养蔬果汁排毒送养分——如果总是没有体力、没耐心，就代表体内毒素过多，可以依照下一页中"增强精力蔬果汁"的食材，再加新鲜白色的玉米粒，搅打一天要喝完的6杯蔬果汁，早上2杯当作早餐，剩下的可装入瓶罐带去上班，午餐之前再喝1～2杯，另外2～3杯下班前1小时内喝完。

☑ 午晚餐饮食建议——午餐要细嚼一碟全生的蔬菜沙拉，沙拉中要加入姜、黑胡椒粉、香菜、各种莓类、猕猴桃、百香果、纯椰子油、核桃、南瓜子、柠檬汁及少许海盐。晚餐要在6点半左右吃五谷豆米饭（详见附录4），吃之前加纯椰子油、香菜及黑胡椒粉。

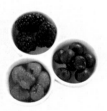

▲ 莓类水果营养价值高，是美颜、延缓衰老、防癌、降低心血管疾病风险的好食材

☑ 补充身体的能量营养——每餐吃到一半的时候，分别取温的活性好水服用胃酸营养品、消化酶营养品、辅酶营养品。

☑ 对症按摩解病痛——觉得精神紧张时，可以用优质按摩油按摩头部以纾解紧张。

增强精力蔬果汁

分量：1天6杯　　　口感：微酸带甜

功效：平衡体内酸碱度，可明目、强肾、补脑、强化骨骼，增强免疫和自愈力，增加精力和增强心脑功能

■ 此道蔬果汁可帮助杀死幽门螺旋杆菌，帮助消化，并预防胃癌。

■ 罗勒是味道强烈的芳香药草，多运用在地中海和东南亚地区的料理中；番茄则是意大利面的最佳佐料。

材料

蔬菜：

· 中型甜菜根 / ½ 个

· 胡萝卜 / 1 条

· 紫甘蓝 / 1 大叶

· 番茄 / 2 个

水果：

· 柠檬 / ½ 个

· 草莓、蓝莓 / 1 杯（或蓝莓果干 ¼ 杯）

· 覆盆子（树莓）或黑莓或桑葚 / 3～5 粒

配料

· 蒸馏水 / 2 杯

· 巴西利（洋香菜）/ ½ 杯

· 罗勒或九层塔 / 1 小把

- 迷迭香 / 1 ½ 支（干燥的也可，约 ¼ 茶匙）
- 老姜 / 5 片
- 枸杞 / 2 大匙

> **做法**

1. 所有食材洗净；甜菜根去皮切块；胡萝卜切块；番茄切块。

2. 柠檬削去绿色表皮，保留白色纤维、果肉及籽，切块。

3. 将蒸馏水倒入 3.5 匹马力的蔬果机内，再放入所有材料和配料，一同搅打成汁，即可饮用。

颈动脉栓塞

Q 颈动脉栓塞，如何用蔬果汁自然养生法来调养身体？

A 有颈动脉栓塞这种症状的人，都是因为吃了太多煎、炸、炒、烤、烧的食物，吃了太多牛奶制品、肉类和精制面粉做的食品，不处理好会有脑卒中、心律不齐、心脏病突发、难入眠等健康危机。要清除颈动脉栓阻塞，就要配合以下事项：

☒ 不再吃一切煎、炸、炒、烤、烧的东西。

☒ 不再吃一切用添加了激素及抗生素的饲料养大的动物的肉做成的食品。

☒ 不再吃一切牛奶制品，尤其是奶酪、冰淇淋及酸奶。

☒ 不喝一切含有酒精的饮料、瓶装饮料、汽水，少吃一切精制面粉做的食品。

☑ 早午餐饮食建议——早餐只喝蔬果汁。午餐和晚餐之前 1 小时各先喝 1 ～ 2 杯蔬果汁。午晚餐时各先吃一碟全生蔬菜沙拉（如果怕吃冷冰冰的生沙拉，可以用滚沸的热水汆烫 1 分钟），沙拉中一定要加老姜、姜黄粉、小茴香粉、葫芦巴粒（fenugreek）、朝天椒、纯椰子油、橄榄油、少量奇亚籽油（chia oil）以及各种不同的莓类和柠檬汁；吃完生菜沙拉后，再吃水煮的蔬菜或五谷豆米饭（详见附录 4），吃之前加纯椰子油、香菜及黑胡椒粉。

☑ 补充身体的能量营养——每餐吃到一半的时候，取温的活性好水服用胃酸营养品、消化酶营养品、清肝素营养品和辅酶营养品，之后再继续吃饭。

☑ 喝颈动脉栓塞蔬果汁排毒——可以依照"清血毒全营养蔬果汁"的食材（详见附录 3），再加一小颗朝天椒、半小匙葫芦巴粉、一茶包绞股蓝茶（七叶胆茶，只要茶叶），搅打一天要喝完的 6 杯蔬果汁，一直喝到颈动脉不再栓塞，再减为一天 3 杯作保健用。

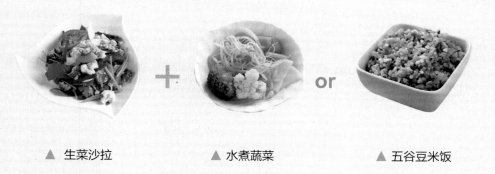

▲ 生菜沙拉　　　　　▲ 水煮蔬菜　　　　　▲ 五谷豆米饭

Q 如何快速降低甘油三酯？

A 快速降低甘油三酯有两个方法：

　　☑ 方法一 —— 停止再吃一切精制面粉做的食品及太多的水果。

　　☑ 方法二 —— 自然阳光与运动是维持人体健康的重要元素。每天上午11点左右和下午 2 点左右，在强阳光下各快步走 20 ~ 30 分钟，早晚勤练"养生调息运动"（参阅本书附录 8，扫码观看教学视频）。

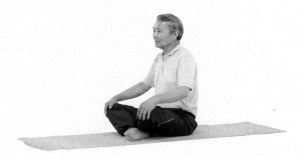

▲ 养生调息运动第五式"刺激尾龙骨"，有益于调节身体的免疫力

 神经系统保健

失眠

Q 失眠的原因有哪些？自然养生法可以改善失眠吗？

A 发生失眠症有以下三个原因：

　　● 原因一——晚餐不是在晚上 7 点钟之前完成或有吃夜宵的坏习惯。太晚吃晚餐或吃夜宵都会影响睡眠的质量。

　　● 原因二——每天没有 3 ~ 4 次的大便也会影响睡眠。我们的大肠有 1 亿~

/115

2 亿个神经细胞不断地同脑细胞互相传递信息，大肠每天没有 3 ~ 4 次大便会引起大肠内的环境污染，它会通知脑细胞，希望得到它的帮助，这样来回传递信息怎会不失眠？

● 原因三——血液中的毒素过多，大脑的血脑闸不让受到污染的有毒的血液入侵，以免伤害脑细胞，但这样的阻挡会让脑细胞得不到充足的养分，如此互相传递信息求救，从而引起失眠。

◎ 解决失眠症，这样做：

☑ 在晚上 7 点钟之前吃完晚餐，也不要吃夜宵——刚开始执行时会有饥饿感，可以慢慢喝一杯加了少许海盐的温的活性好水冲淡胃酸。慢慢地，身体会自动调整生理和心理并恢复到正常的状态。

 Dr. Tom Wu 健康教室

　　治疗失眠，饮食上可多吃维生素 B 含量高的食材，如糙米、红米、黑米、薏仁米等五谷类，并少吃肉类及蛋。

　　　○　　　　　　　　　　　　　　×

▲ 糙米　　▲ 薏仁　　　　　▲ 肉类　　▲ 蛋

☑ 每天排清宿便，维持肠道健康——如要保持每天有 3 ～ 4 次大便，可以吃纤维粉和椰子油。开始时，将一大汤匙纤维粉和半汤匙（或一大汤匙）椰子油放入一大杯椰子奶（或杏仁奶、坚果奶）中，轻轻混匀后立刻喝下，早上 1 次，下午 1 次，并要在一天内慢慢喝 8 ～ 10 杯纯水或活性好水促进排便。这样做一个星期后，如还没有每天 3 ～ 4 次大便，可以每一个星期逐渐增加纤维粉和椰子油的分量，直到天天都有 3 ～ 4 次大便，以保持大肠的清洁，让大肠内的 1 亿～2 亿个神经细胞都可以安心休息。它们休息的时候，相对就是我们能熟睡的时刻。

☑ 喝营养蔬果汁排毒送养分——依照"清血毒全营养蔬果汁"的食材（详见附录 3），搅打一天要喝完的 6 杯蔬果汁，一直喝到睡眠良好后，就可减为 4 杯作保健。

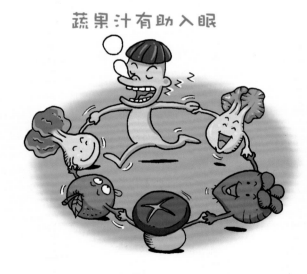

蔬果汁有助入眠

▲ 喝蔬果汁可以改善失眠，让你一觉到天明

☑ 午晚餐饮食建议——午餐和晚餐都要各先吃一碟多种类的蔬菜沙拉，并搭配香辛料（如姜丝、姜黄粉、小茴香粉、鼠尾草、香菜）、纯椰子油、柠檬汁、猕猴桃、百香果、多种莓果、坚果类。若吃完沙拉后还不够饱，可以吃用水煮熟的加了香辛料的蔬菜。每隔一天在午餐时加吃一罐罐头沙丁鱼，吃前加香菜、姜丝、黑胡椒粉。晚餐可吃五谷豆米饭（详见附录 4），吃前也加姜、纯椰子油和香菜。

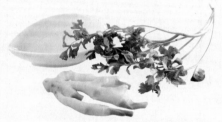

▲ 五谷豆米饭要加姜、椰子油及香菜

☑ 补充身体的能量营养 1——早餐、午餐和晚餐吃到一半的时候，分别取温的活性好水服用胃酸营养品、消化酶营养品和辅酶营养品。

☑ 补充身体的能量营养 2——早、中、晚空腹或吃饭前 15 分钟，分别取微温活性好水服用益生菌营养品以及可消炎抗菌、强化人体免疫力的营养品。

☑ 调整生理时钟，夜夜好眠——每晚睡前 30 分钟服用 5 粒褪黑激素（每粒 3 毫克装），每星期连续服 5 天停 2 天。褪黑激素可用来调整体内的生理时钟。如可正常睡眠，就可以停止服用褪黑激素。

☑ 对症按摩解病痛——将优质按摩油涂于双足的大脚趾，再以大拇指尖用力按压整个大脚趾，痛的地方要用力多按压几下，1 天 2 次。

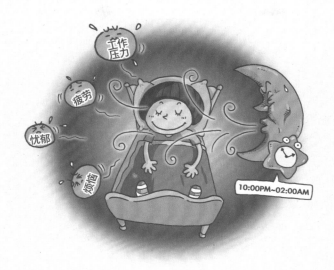

▲ 每天关灯进入熟睡状态，有利于身体的修补及充电，使身体能量加倍

有助睡眠蔬果汁

▌ 分量：1天6～7杯　　口感：甜微辣

材料

蔬菜：

- 大番茄 / 1 个
- 胡萝卜 / 1 根
- 小甜菜根 / 1 个

- 甜菜叶 / 1 个
- 玉米 / ½ 个
- 红地瓜 / ½ 个

水果：

- 猕猴桃 / 2 个

- 新鲜蓝莓 / ½ 杯

配料

香料：

- 香菜 / 3 根
- 朝天椒 / 1 粒
- 小茴香 / ½ 小匙
- 带皮老姜 / 5 片

种子：

- 白芝麻 / 1 小匙
- 亚麻籽 / 1 小匙

好水：

- 活性水 / 2 杯（用来增加活性矿物质和平衡血液的酸碱度）

营养补充品：

- 卵磷脂 / 2 小匙

做法

1. 将所有食材洗净，番茄、胡萝卜切块，甜菜根去皮切小块，甜菜叶切细碎，玉米切粒去心，红地瓜切块。

2. 把活性水倒入蔬果机内，再放入所有的蔬菜、水果、香料及种子，搅打 2 分钟成汁，再打开盖，加入卵磷脂，续打 30 秒，即可食用。

 Dr. Tom Wu 健康小叮咛

★ 建议早餐喝 2 ~ 3 杯，午餐和晚餐之前各喝 1 ~ 2 杯。

★ 新鲜蓝莓也可以用等量的枸杞代替。

健忘

Q 如何用自然养生法来增强记忆力？

A 要增强记忆力，预防失智症、帕金森病、抑郁症，首先要戒掉：

◎ **一切会降低记忆力的东西：**

● 坏油脂——因为大脑细胞的 85% 是油脂，只有优质的油脂，才能使脑细胞膜柔软活化，易于吸收养分及排除废物；一切坏的油脂（包括一切通过煎、炸、炒、烤、烧取得的油脂，因为即使是好油脂，经过热火后，也已经氧化为含高量自由基毒素的油了）都会破坏脑细胞的功能。

● 高钙的食物——包括牛奶、酸奶、牛油、奶油、奶酪、含奶比萨、冰淇淋、含奶巧克力、豆腐、钙片、抗酸药。

● 高铝的食物——包括白面条、河粉、冬粉、奶酪、胃药。

● 高糖的食品——包括白面条、面包、包子、馒头、蛋糕、饼干、糖果、蜂蜜、汽水、瓶装茶、果汁饮料和一切含酒精的饮料（玻璃瓶装的啤酒除外，因为啤酒花会将铝吸走，但也只限每周 1 次，1 次 1 瓶）。

除了戒掉会降低脑细胞功能的食物外，还要将以前吃进体内的错误食物毒素排除掉。

◎ **提升记忆力，这样做：**

☑ 喝营养蔬果汁排毒送养分——依照"清血毒全营养蔬果汁"的食材（详见附录 3），再加 5～6 片鼠尾草（sage）、半杯细碎的老椰子肉（也可以用椰子奶代替）、两茶包绞股蓝茶（七叶胆茶，只要茶叶），搅打一天要喝完的 7 杯蔬果汁，隔一天喝一天，连续喝 9 个月后，可减为 4 杯作保健用。

/121

每隔一天喝一天如下的提高记忆力的蔬果汁。

提高记忆力蔬果汁

■ 分量：1 天 6 ~ 7 杯　　　口感：甜微辣

材料

蔬菜：

- 蒸熟的小南瓜（连皮连籽）/ $\frac{1}{4}$ 个
- 切细碎的老椰子肉 / 1 杯（如没有，可用椰子奶，但效果差些）
- 绞股蓝茶 / 1 茶包（七叶胆茶，只要茶叶）

坚果：

- 去壳生开心果 / 十几粒　　·　去壳核桃 / 十几粒

水果：

- 牛油果 / 1 大颗　　　　·　蓝莓 / $\frac{1}{2}$ 杯

配料

香辛料：

- 鼠尾草 / 6 片　　　　·　老姜 / 适量（30 ~ 60 克）
- 香菜 / 3 棵　　　　　·　姜黄粉 / 1 茶匙

油脂：

- 纯椰子油 / 3 大匙　　·　中链椰子油 / 4 大匙

好水：

- 活性好水（浓或稀随意）/ 2 ~ 3 杯

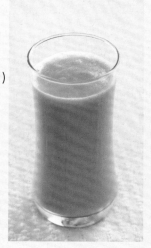

做法 & 饮用法

将全部的材料和配料放入蔬果机搅打 2 分钟，然后将蔬果汁分成 3 份，早上、中午、下午各喝 1 份。

☑ 午晚餐饮食建议——午餐和晚餐各先吃一碟全生的多种类的蔬菜沙拉（可以放入已经滚沸的水中汆烫 30 秒至 1 分钟），一定要有半熟的紫红薯、香菜、鼠尾草、迷迭香、老姜丝、姜黄粉、红甜菜根、老椰子肉、牛油果、生开心果、核桃和沙丁鱼（关于肉类摄取，A 型血的人每周只能吃 1 次，AB 型血的人每周可吃 2 次，B 型血的人每周可吃 2 次，O 型血的人每周可吃 3 次），并一定要加 3 小匙纯椰子油和 4 小匙中链椰子油及适量的青柠檬汁。

☑ 每天排清宿便，维持肠道健康——保持每天有 3 ~ 4 次大便，务必使大肠保持清洁。因为大肠中有 1 亿 ~ 2 亿个神经细胞不停地和脑细胞互通信息，可以说大肠是身体的第二个脑，大肠清洁了，头脑便会敏捷、细心和清醒。

☑ 补充身体的能量营养——早、中、晚空腹或吃饭前 20 分钟，分别取微温活性好水服用益生菌营养品、烟酰胺营养品、藜豆素营养品、多巴胺和可消炎抗菌、强化人体免疫力的营养品。

☑ 对症按摩解病痛——将优质按摩油涂于双足大脚趾，再用大拇指尖按压大脚趾，每只各 2 分钟，之后用大拇指和食指尖揉双耳垂各 1 分钟，一天 2 ~ 3 次。

☑ 自然阳光是维持人体健康的重要元素——每天上午 11 点左右及下午 2 点左右，在强阳光下各快步走 20 分钟。阳光的紫外线会帮助大脑制造更多的血清素（Serotonin），血清素可制造更多的多巴胺（Dopamine，可帮助消除焦虑及忧郁的情绪）和褪黑激素（Melatonin, 可改善睡眠质量及防止掉发）。晒太阳还有助于人体合成有利于提高记忆力的维生素 D_3。

/123

一年四季日晒的最佳时间

春天

日晒最佳时间:

中午 12 点到下午 2 点之间

每天要晒 45 分钟,才能得到 2000 国际单位的维生素 D_3

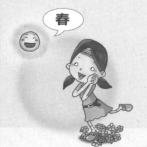

夏天

日晒最佳时间:

上午 11 点到下午 4 点之间

每天只要在日光下晒 20 分钟,就能得到 2000 国际单位的维生素 D_3

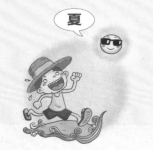

秋天

日晒最佳时间:

上午 10 点,以及中午 12 点到下午 2 点之间

每天要晒 1 小时,才能获得 2000 国际单位的维生素 D_3

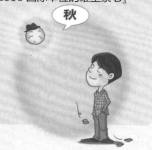

冬天

日晒最佳时间:

中午 12 点

若没有太阳,则每天需服用 5000 ~ 10000 国际单位的维生素 D_3;如有太阳,则要晒 2 小时

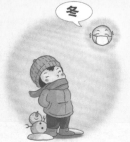

Q 担心家中长辈有失智症，可用自然养生法改善吗？

A 对于失智症，不只病人，连家人都会受累！若想达到预防或改善失智症这个目的，就要从现在开始立刻停止吃喝以下的食物及饮料：

⊠ 一切精制面粉做的食物，如白面条、面包、面线、意大利面、通心粉、米粉、河粉、冬粉、粉肠、白粉条，尤其是蛋糕、甜点、饼干、奶油包、包子、馒头、糖果、糖水、蜜糖和白米饭。

⊠ 一切用添加了激素及抗生素的饲料养大的动物的肉做成的食品。

⊠ 一切牛奶制品，如牛奶、牛油、奶酪、冰淇淋、酸奶、含奶比萨、含奶巧克力。

⊠ 一切煎、炸、炒、烤、烧的食物，尤其是炸花生、烤花生。

⊠ 一切酒精、汽水，一切加糖的饮料，一切瓶装的果汁饮料。

在停食以上食物饮料的同时，要立刻实践生机饮食，尽快改善大脑内在的污秽环境来恢复以前的记忆，以及阻止脑萎缩失智症的发生：

☑ 喝营养蔬果汁排毒送养分——每天交替喝净血降压蔬果汁、改善高血压蔬果汁、改善低血压蔬果汁（详见 127 页）和清血毒全营养的蔬果汁（详见附录 3），最好天天都能喝上 6 杯，最少也要喝 4 杯。早上至 11 点只能喝现打的微温的蔬果汁。特别要提醒的是，在早上喝两杯蔬果汁之前，一定要在蔬果汁里加入 4 茶匙（一大汤匙）的纯椰子油和 4 茶匙的中链椰子油，混匀后，用吸管慢慢地吸下去。

☑ 午晚餐饮食建议——在吃全生沙拉或水煮熟的发芽豆的午餐时（最好每隔 3 天换一下豆类品种，并观察这 3 天吃后的行动反应来判断哪一种豆类对身体更有利）和吃五谷豆米饭的晚餐（详见附录 4）时，都要加辛香粉（如鼠尾草、老姜、姜黄粉、小茴香粉）、纯椰子油 1 大汤匙、中链椰子油 4 茶匙以及一整个牛油果。

☑ 每天排清宿便，维持肠道健康——每天补充无糖无添加剂的纤维粉。将一大汤匙的纤维粉（逐渐增加至 4 大汤匙来达到每天有 3 ~ 4 次大便）和一大汤匙的纯椰子油（软化大便）放入一大杯加了少许海盐的温的活性好水（或燕麦奶、杏仁奶）中，混匀后立刻喝下，早上任何时间都可喝 1 次，下午喝 1 次。

☑ 补足水分，帮助大肠蠕动及清洁——天天都要慢喝 6 ~ 8 杯活性好水和纯水来帮助大肠蠕动，促进排便，保持大肠清洁。大肠内的神经细胞天天不停地与大脑细胞互相传递信息，因此大肠的清洁也能改善失智症。健康人的大脑细胞每天都需要吸取很多葡萄糖的能量（天然碳水化合物分解出来的单糖）来保障信息传递的运作，但脑萎缩失智病友的大脑细胞却不善用葡萄糖，反而善用酮类的能量来做每天的信息传递工作。

☑ 补充身体的能量营养——失智病友每天都要取一大杯加了少许海盐的温的活性好水服用烟酰胺营养品、多巴胺、藜豆素营养品、辅酶营养品。烟酰胺和藜豆素能清除大脑中的乙型类淀粉蛋白（β-amyloid Peptide）和修补大脑神经线路的阻塞（tau）。担心未来会有失智症的人士也可以每天服用两次作保健。

 Dr. Tom Wu 健康教室

有失智症的人要尽量吃极少量的五谷豆米饭（五谷豆米饭的食材有高粱米、燕麦、大麦、小麦、薏仁米、莲子、老姜、姜黄粉、小茴香粉、发芽豆、活性好水等，做法详见附录 4），绝对不能吃白米饭和精制面粉做的食物，因为失智症病友要节制碳水化合物（如吐司、馒头、贝果、乌龙面等）的摄取。

净血降压蔬果汁

分量: 1 天 6 杯　　　　**口感**: 甘甜微辣可口

功效: 净化心脑血管，降血压，强化心脏，提高记忆力，还能降胆固醇

■ 此道蔬果汁建议一天喝 6 杯，2 杯当早餐，午、晚餐前 1 小时各喝 1 杯，下午再喝 2 杯。

■ 另外用 3 大匙纤维粉加入一大杯水混合后立即服下，1 天饮用 3 次，尽量维持 1 天 3 ~ 4 次排便。

■ 若要加强功效，可加进中型甜菜根 ½ 个。

材料

蔬菜:

· 胡萝卜 / 1 根

· 大黄瓜 / ½ 条

· 秋葵 / 3 根

· 大番茄 / 2 个

水果:

· 牛油果 / 1 颗

· 柠檬 / 1 个

· 红葡萄 / ½ 杯

配料

· 蒸馏水 / 2½ 杯

· 香菜 / ½ 杯

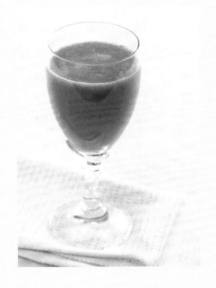

/127

- 干黑木耳 / ½ 杯

- 枸杞 / 3 大匙

- 朝天椒 / 1 根

- 巴西利（洋香菜）/ ½ 杯

- 蒜头 / 1 小瓣

- 卵磷脂 / 2 小匙

做法

1. 先将干黑木耳洗净，泡水几小时备用；所有蔬果洗净。

2. 胡萝卜及番茄切块；大黄瓜不去皮切块；秋葵切段。

3. 牛油果去皮不去籽；柠檬削去外皮，保留白色纤维和果肉，不去籽；红葡萄不去皮不去籽；用热水洗净枸杞备用。

4. 将香菜及巴西利（洋香菜）切碎；蒜头去皮备用。

5. 将蒸馏水倒入 3.5 匹马力的蔬果机内，放入除卵磷脂外的所有材料和配料，一同搅打成汁，再加入卵磷脂，低速搅打 10 秒，即可食用。

改善高血压蔬果汁

分量：1 天 6 杯　　　□感：微甘带酸　　　功效：改善高血压

■ 此道蔬果汁建议 1 天喝 6 杯，2 杯当早餐，午、晚餐前 1 小时各喝 1 杯，下午再喝 2 杯。

■ 另外用 3 大匙纤维粉加入 1 大杯水混合后立即服下，1 天饮用 3 次，尽量维持 1 天 3 ~ 4 次排便。

■ 避免煎、炸、炒、烤、烧的食物；每天快步走路 30 分钟，保持 1 天 1 ~ 2 次，是降血压的最佳方法。

■ 可加一个中型甜菜根，效果更好。

材料

蔬菜：

· 胡萝卜 / 1 根

· 大黄瓜 / ½ 条

· 西芹 / 3 根

· 苜宿芽 / 少许

· 大番茄 / 2 个

水果：

· 苹果 / ½ 个

· 猕猴桃 / 2 颗

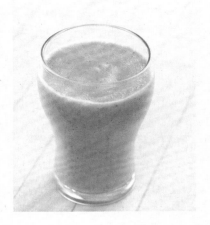

配料

· 蒸馏水 / 1 杯

· 无糖豆浆 / 1 杯

· 蒜头 / 1 小瓣

· 白芝麻 / 2 大匙

· 卵磷脂 / 2 小匙

· 亚麻籽 / 2 小匙

· 纤维粉 / 2 汤匙

做法

1. 所有食材洗净；胡萝卜、番茄切块；大黄瓜和西芹不去皮，切块，备用。

2. 苹果不去皮也不去心，切块；猕猴桃去皮切块。

3. 将蒸馏水倒入 3.5 匹马力的蔬果机内，放入除卵磷脂、纤维粉外的所有材料和配料，一同搅打成汁后，再加入卵磷脂，低速搅打 10 秒即可。

改善低血压蔬果汁

分量：1 天 6 杯　　　　口感：甘甜可口　　　　功效：改善低血压

■ 一般低血压的人也容易低血糖，所以此道蔬果汁也适用于低血糖的人。

■ 运动建议：可选择在阳光较强时快步走 30 分钟。

■ 低血压的人往往肾脏较弱，可多吃黑色食物补肾，如黑芝麻、黑豆、黑糯米等，可加适量海盐水一同搅打。

材料

蔬菜：

· 中型红色甜菜根 / 1 个

· 胡萝卜 / 1 根

· 大番茄 / 2 个

水果:

· 黑葡萄 / ½ 杯

· 黑枣 / ½ 杯

· 猕猴桃 / 1 个

配料

· 蒸馏水 / 2 杯

· 老姜 / 5 片

· 枸杞 / 2 大匙

· 黑芝麻 / 2 大匙

· 亚麻籽 / 2 小匙

· 黑胡椒粉 / ½ 小匙

· 甘草粉 / 1 小匙

· 小茴香 / ¼ 小匙

· 海盐水 / 1 小匙

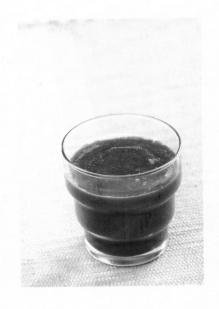

做法

1. 所有食材洗净;甜菜根去皮切块;胡萝卜及番茄切块备用。

2. 黑葡萄不去皮,也不去籽;猕猴桃去皮切块;枸杞洗净泡水备用。

3. 将蒸馏水倒入 3.5 匹马力的蔬果机内,再放入所有蔬果及配料,一同搅打成汁,
    即可饮用。

帕金森病

Q 罹患帕金森病，全身僵硬，走路迟缓，吃药有助于改善，但只能维持几个钟头，调整饮食有帮助吗？

A 帕金森病是头部的小脑（cerebellum）因毒素过多而萎缩，以及肾上腺因长期情绪太激动或压力太大而过度亢进，进而引起衰竭所形成的病症。

如果开始服药没多久，或者服药虽有几年了，但肾上腺还没有受到药物深度伤害的话，不妨试一试生机饮食。要达到改善的效果，要先彻底放弃以前一切吃错喝错的东西，而且立刻吃喝对病症有利的饮食，最少要严格实践一年的时间：

✗ 不要再抽烟、喝酒，不再吃一切含有酒精的饮料、汽水、瓶罐装的茶和果汁饮料。

✗ 不要再吃用添加了激素及抗生素的饲料养大的动物的肉做成的食品，以及一切牛乳制品，如牛奶、酸奶、牛油、奶油、奶酪、含奶比萨、冰淇淋、含奶巧克力，也不要再吃人工养殖的海产和蛋类，即要暂时停止吃一切受污染的动物蛋白质。

✗ 不要再吃一切精制面粉制品和人工处理磨白的五谷制品，如白面条、面包、馒头、包子、饺子、蛋糕、糕饼、白糖糕、米粉、粉肠、河粉、冬粉、饼干、糖果、蜜饯和白米饭。

✗ 不要再吃一切煎、炸、炒、烤、烧的东西。

✓ 补充好水，传送细胞好能量——从现在起，天天只能交替着慢慢喝 6 ～ 10 杯纯水、活性好水、人参茶（详见附录 4）、绞股蓝茶（七叶胆茶）和极少量很浓的绿茶。

☑ 三餐饮食建议——只能每周在午餐时吃 3 次加有橄榄油的罐头沙丁鱼，吃前一定要加切细碎的香菜、姜蓉、蒜蓉、肉桂粉。只能吃未经精制加工的五谷豆米饭（详见附录 4），吃前要加纯椰子油、中链椰子油、香菜、姜蓉、蒜蓉（五谷豆米饭只在晚餐吃完生的沙拉后才可以吃少量）。其他时间只能吃清蒸、水煮和全生的蔬菜沙拉（可以在沸水中氽烫 3 秒至 1 分钟），吃的时候一定要搭配香辛料（如姜蓉、蒜蓉、姜黄粉、肉桂粉、迷迭香、鼠尾草）、纯椰子油、中链椰子油、生开心果、核桃和巴西核果。

☑ 自然阳光与运动是保持健康的重要元素——每天一定要在强阳光下，上午 11 点左右及下午 2 点左右，尽量快步走各 20 分钟。不要怕会跌倒，要有信心地去走（因为只有身体走动才能保持平衡），并且早晚勤练"养生调息运动"（参阅本书附录 8，扫码观看教学视频）。

☑ 喝营养蔬果汁排毒送养分——每次都先喝"增强肾脏和肾上腺素蔬果汁"（详见 135 页），半小时后再喝保健小脑的蔬果汁。

☑ 对症按摩解病痛——将优质按摩油涂于头部的小脑下端后颈，用手心用力推按颈脊椎 1 ~ 2 分钟，之后再涂优质按摩油于脊椎下背部，用力推按脊椎 2 分钟，最后再涂优质按摩油于双足的大脚趾，用大拇指尖用力刺激按压各 2 分钟，1 天 2 次。

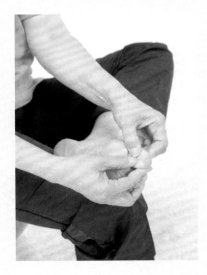

▲ 用优质按摩油刺激大脚趾，可以活化大脑，增强身体机能

/133

☑ 每天排清宿便，维持肠道健康——要保持每天有 3～4 次大便。如没有，可以加纤维粉和椰子油。开始时加一大汤匙纤维粉和半汤匙（或一大汤匙）椰子油，之后每周逐渐增加分量，直至每天有 3～4 次大便。

☑ 补充身体的能量营养 1——早、中、晚空腹或吃饭前 15 分钟，分别取微温活性好水服用益生菌营养品和可消炎抗菌、强化人体免疫力的营养品。

☑ 补充身体的能量营养 2——每餐吃到一半的时候，分别取温的活性好水服用胃酸营养品、消化酶营养品、清肝素营养品和辅酶营养品。

☑ 补充优质油脂，改善病情——要注意，帕金森病、失智症和抑郁症都要多吃优质的纯椰子油、中链椰子油、牛油果、生核桃、生开心果、生南瓜子、生巴西核果、海带、海藻、珊瑚藻、蚕豆、四季豆、全生的各种蔬菜，并且要多加柠檬汁。整体来说，一天的食材提供了 ⅔ 的脂肪，剩下的 ⅓ 是蛋白质（即每周 3 次的罐头沙丁鱼）和碳水化合物（即五谷豆米饭，要极少量），这样才能有效改善病情！

☑ 放松心灵，提升自愈力——最后要提醒的就是心灵要放松。人生短暂，不要跟自己过不去，学习放松、放下及放慢，尤其是夫妻之间绝对不要互相挑剔，要改变自己，学会互相容忍、互相爱护，不要因为一方生病，而让另一方受苦受折磨，谨记快乐心灵也是健康的良药。

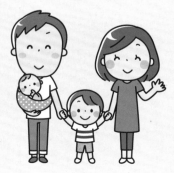

◀ 家庭和谐、心情愉悦有益健康

增强肾脏和肾上腺素蔬果汁

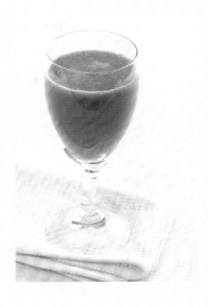

材料

水果与枸杞:

· 青柠檬（要去绿皮留白皮）/ 2 个

· 枸杞（与半杯蓝莓交替）/ 1 大匙

配料

香辛料:

· 切细碎的巴西利（洋香菜）/ 1 杯

· 切细碎的香菜 / ½ 杯

· 老姜 / 1 块（约 15 克）

· 姜黄粉 / 1 小匙

营养补充品:

· 藜豆素 / 6 粒（打开胶囊，只要粉。如喝了 3 个月只稍微改善，就加至 9 粒）

· 补肾素 / 6 ~ 9 粒

· 辅酶 Q10 营养品 / 20 粒（每粒 30 毫克，打开胶囊，只要粉）

椰汁与好水:

· 青椰子汁 / 2 杯（与活性好水 2 杯交替，一天一换）

做法 & 饮用法

将全部材料和配料放入蔬果机搅打 2 分钟，然后将蔬果汁分成 3 份，早上、中午、下午各喝 1 份。

Dr. Tom Wu 健康教室

帕金森病患者一天需要 1800 ~ 2000 毫克的辅酶 Q10（可改善血液循环、增强心脏功能及促进细胞产生能量），才足够支持筋骨不僵硬!

呼吸系统保健

过敏

Q 小孩长期鼻过敏如何改善？而且不爱吃青菜水果，怎样帮助他？

A 如果小孩长期有鼻子过敏的问题，就要先教他在吃东西时每口食物都要细嚼慢咽 30 ~ 40 下再吞下。因为狼吞虎咽没有咬细碎的食物进入胃后，胃要加倍地分泌胃酸来将食物分解成单分子再送入血液，如果胃没有足够的胃酸和酶，这些没咬细碎的食物大分子进入血液后，免疫细胞会误以为是敌人（细菌病毒），就会分泌过多的组织胺（Histamine）来唤醒其他的细胞抵抗，如命令鼻黏膜上的淋巴细胞要加强看守，以免让敌人入侵引发过敏。

牛奶制品、花生、花生酱、腰果、精制面粉做的食品、香蕉、梨、西瓜、甜瓜、木瓜、哈密瓜、汽水、冰水、冰箱里的冰冷东西都会加剧过敏的状况！所以要先停止吃喝上述东西。

◎ **改善鼻过敏，这样做**：

☑ 喝营养蔬果汁排毒送养分——依照"清血毒全营养蔬果汁"的食材（详见附录 3），再加老姜（逐渐增加分量）、黑胡椒粒（由 5 粒逐渐增加到手脚很温暖）、硫酸锌营养品（用量需咨询了解自然医学的专业医师或营养师）、甲状腺素营养品、辅酶营养品，搅打一天要喝完的 6 杯蔬果汁，天天喝，直到好了再减为 3 杯作保健用。

☑ 做呼吸运动增加肺活量——每小时做"357"深呼吸运动十几下（详见附录 5）。

☑ 补充身体的能量营养 1——早、中、晚空腹或吃饭前 15 分钟，分别取温的活性好水服用益生菌营养品和可消炎抗菌、强化免疫力的营养品。

☑ 补充身体的能量营养 2——在每餐吃到一半的时候，分别取温的活性好水服用胃酸营养品、消化酶营养品、清肝素营养品和可调整神经系统及提升肾功能的营养品。

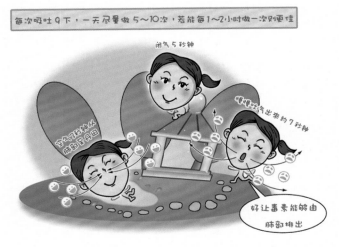

▲ 每天做"357"呼吸运动，运用吸吐的动作，能顺利排除肺部的毒素

/137

☑️ 儿童蔬果汁制作法——小孩不肯吃青菜，可以用蔬果汁引诱，刚开始时不妨先多放点儿水果让他喜欢喝，喝几个月直到他已经习惯时，再逐渐将水果减量，增加蔬菜和改善疾病的香辛料。

改善小孩长期鼻过敏蔬果汁

材料

蔬菜:

· 大番茄 / 1 个   · 胡萝卜 / 1 根

水果:

· 红色苹果 / 1 个

· 有籽大红葡萄 / 十几粒

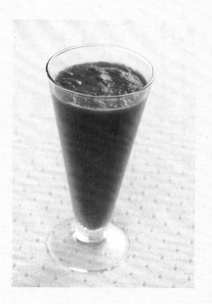

配料

香辛料:

· 老姜 / 1 小片   · 肉桂粉 / 1 小匙

营养补充品:

· 辅酶 Q10 胶囊 / 3 粒

· 可消炎抗菌并强化人体免疫力的营养品（全部都打开，只取粉）

· 卵磷脂 / 2 小匙

好水:

· 活性好水 / 2 杯

> **做法**

将全部材料和配料放入蔬果机中（卵磷脂先不放），搅打 2 分半钟后，再加入卵磷脂搅打 10 秒即成。

> **饮用法**

餐前半小时先喝 1 杯。

Q 鼻子过敏长达 20 年之久，总无法改善，手脚也冰冷，该怎么调养？

A 有很多人鼻子过敏并不是因为花粉，而是因为没有养成每一口食物都要细嚼 30～40 下再吞下的习惯，胃又没有足够的胃酸和消化酶来帮助将吞下的过大的食物分解消化成细小的单分子养分供给每一个细胞，尤其是保护身体的免疫细胞。饿得半死的免疫细胞再也没有能力分出"敌我"，以为过大的食物分子是外来的细菌，便分泌组织胺（Histamine）攻击敌人，引发胃部不适、皮肤过敏及鼻子过敏等症状。所以要治好这些症状，要从饮食方面入手改善，建议如下：

☒ 不再吃一切从冰箱里拿出的冰冷饮食以及牛奶制品。

☒ 不再吃香蕉、西瓜、哈密瓜、甜瓜、木瓜、佛手瓜、山竹、豆浆、豆腐和花生酱。

◎ **改善长期鼻子过敏，这样做：**

☑ 充分咀嚼助消化——首先要养成细嚼慢吞的习惯，不管多忙，也不可以狼吞虎咽地吃任何东西，每一口一定要细嚼 30～40 下才可吞下。

☑ 喝营养蔬果汁排毒送养分——依照"清血毒全营养蔬果汁"的食材（详见附录 3），再加老姜（逐渐增加分量）、1/4 小匙的肉桂粉、黑胡椒粒（逐渐由 5 粒加到手脚都很温暖时，就停在那个分量上）、1 茶包绞股蓝茶（七叶胆茶，

/139

只要茶叶），搅打一天要喝完的 6 杯蔬果汁，一直喝到过敏全部消失后，才能减为 3 杯作保健。

✓ 午晚餐饮食建议——午餐及晚餐各先吃一碟用滚沸的好水氽烫过 1 分钟的全生蔬菜沙拉，一定要加香辛料（蔬果汁配方中的）及纯椰子油、夏威夷核果油、柠檬汁、各种莓类水果等。吃完后，可以再吃用水煮熟的一切蔬菜或蔬菜汤。每隔一天可以吃一小罐加有橄榄油的罐头沙丁鱼，要加老姜、肉桂粉、黑胡椒粉和香菜。晚餐可吃五谷豆米饭（详见附录 4），也要加纯椰子油（或椰子奶）、夏威夷核果油及香菜。

✓ 补充身体的能量营养 1——每餐吃到一半的时候，都要取一杯温的活性好水服用胃酸营养品、消化酶营养品（依个人体质需求，可每次 3 粒或 5 粒）及可调整神经系统和提升肾功能的营养品（因为长期的过敏给了肾上腺太多压力，以致分泌过多的可体松紧张激素）。

✓ 补充身体的能量营养 2——早餐空腹或吃饭前 20 分钟，取一杯温的活性好水服用益生菌营养品和可消炎抗菌、强化人体免疫力的营养品（好转后减分量作保健用）。

如此这般调养 6 个月，即可恢复正常人的生活，永别过敏症。

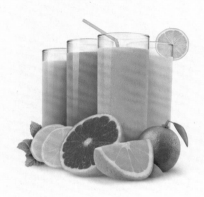

Ⓠ 不知是不是过敏的原因，很容易紧张、焦虑、掉头发，怎么办？

Ⓐ 中医典籍中说"肺司发肤"，意思是肺脏司管头发和皮肤，所以要皮肤、鼻子不过敏和不掉发，首先要强化肺脏；又因为我们吸进肺脏的氧有 25% 是供应给脑细胞的，肺弱得不到足够的氧气时，就会引起脑细胞的营养不足，带来掉发的后果！

当肺弱使毒素无法由呼吸排出时，这些毒素会被血液送到肝脏得以排出。皮肤过敏、鼻子过敏也可能是由于吃得太快或没有咬碎食物，让过大的食物分子流入血液，免疫系统会分泌过多的组织胺而引发的。而过大的食物分子也会使细胞（尤其是脑细胞）得不到养分，也一样会引起掉发！知道了过敏的来龙去脉之后，我们就要尽量：

- 多提供氧气给肺脏前体（Precursor）；
- 改善肝脏的排毒功能；
- 改变吃的习惯方式。

◎ **提供氧气给肺脏，这样做：**

☑ 早晚调养运动，增加活力缓老化——早上起床后和晚上睡觉前，做"养生调息运动"（参阅本书附录 8，扫码观看教学视频）。

☑ 做呼吸运动增加肺活量——尽量每小时或每两小时做一次十几下的"357"深呼吸运动（详见附录 5）。

☑ 自然阳光是维持人体健康的重要元素——每天上午 11 点左右和下午 2 点左右，在强阳光下各快步走 15 ~ 20 分钟。阳光中的紫外线会让脑部制造出更多的血清素（Serotonin），而血清素又是制造多巴胺（Dopamine）和褪黑激素（Melatonin）的前体（Precursor）。多巴胺可以帮助消除焦虑、忧郁等情绪，

/141

褪黑激素可改善睡眠质量及防止掉发。

◎ **提升肝脏的排毒能力，这样做：**

☑ 做4天清胆结石及肝毒——可以在春天至入秋之前5天做1次或2次（中间要隔一个月）4天的排胆石和清肝（详见附录7）。

☑ 用百叶蓟清肝抗敏——可以天天喝百叶蓟汤（即朝鲜蓟，Artichoke），煮时要多加老姜。

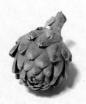

▲ 百叶蓟是清肝毒的好食材之一

☑ 补充身体的能量营养——取一大杯加了少许海盐的温的活性好水或纯水服用清肝素营养品、可调整神经系统及提升肾功能的营养品和辅酶营养品。

☑ 对症按摩解病痛——将优质按摩油涂于右足底肝脏的反射区，用大拇指用力按压1分钟，1天2次；将优质按摩油涂于右小腿内侧股，用手关节用力上下推按1分钟，1天2次。

◎ **改变吃的习惯方式，这样做：**

☑ 充分咀嚼助消化——要尽量避免狼吞虎咽的吃法。食物没咬碎就吞下胃，会使胃和胰分泌更多的胃酸和消化酶来将食物分解消化成细小分子以便吸收。当胃和胰不能分泌足够的胃酸和消化酶时，过大的食物分子进入血液后会激发免疫系统分泌过多的组织胺，引发过敏的症状。所以每一口食物都要细嚼30～40下才可慢慢吞下，并且在吃到一半的时候，取温的活性好水或纯水服用胃酸营养品和消化酶营养品来帮助消化和吸收养分。

气喘

Q 小孩过敏又气喘，有哪些食物可以吃或不可以吃？

A 过敏和气喘是身体免疫系统和自愈系统的功能有差错，对抗原（即食物或细菌）敌我不分而分泌过多的组织胺（Histamine）引起的。

◎ **引起过敏和气喘的原因：**

● 食物没有细嚼就狼吞虎咽地吞下去；

● 胃酸和消化酶不足，食物没有被分解消化成细小的分子就被吸收进血液，使得免疫细胞误以为是敌人（即细菌），产生大量的组织胺要消灭它；

● 吃了不适合自己寒凉体质又太软的食物，如香蕉、梨、西瓜、甜瓜、哈密瓜、木瓜、豆腐、豆腐花、粥、糯米饭团和一切精制面粉做的又软又易吞的食物；

● 吃喝进了不符血型的食物，尤其是一切牛乳制品（如牛奶、酸奶、牛油、奶油、含奶比萨、奶酪、含奶巧克力、冰淇淋）、汽水、糖水、冰冷的饮料、腰果、花生和花生酱。

◎ **改善过敏和气喘，这样做：**

☑ 充分咀嚼助消化——首先改变吃的习惯方式，每一口食物都要细嚼30～40下再吞下，并停止再吃喝上述的一切食品。

☑ 喝营养蔬果汁排毒送养分——之后要强化肾脏的过滤功能，可以依照101页中的"应对肾脏衰竭的特别蔬果汁"的食材，再加老姜、

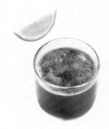

▲ 巴西利（洋香菜）、香菜、青椰子汁及好水搅打成的蔬果汁能增强肾脏机能

/143

黑胡椒粒（可以由少量逐渐增加到手脚都很温暖时再保持在这个分量）、无核红枣 9 粒、枸杞两大汤匙，搅打 2 分钟。可以早上、中午、下午各喝 1 杯。

☑ 补充身体的能量营养 1——早、中、晚空腹或吃前 15 分钟，分别取温的活性好水服用益生菌营养品、消炎抗菌强化人体免疫力的营养品、调整神经系统及提升肾功能的营养品和清肝素营养品。

☑ 补充身体的能量营养 2——每餐吃到一半的时候，分别取一杯温的活性好水服用胃酸营养品、消化酶营养品、含有辅酶 Q10 的营养品。

☑ 做呼吸运动增加肺活量——参照"357"深呼吸运动的方法（详见附录 5），每 1 ~ 2 小时做十几下，每天做 5 ~ 7 次。

☑ 三餐饮食建议——取蒸熟的 ⅓ 个小南瓜，连皮带子放入蔬果机，再放入一个去皮去籽的大牛油果（如果是小的，就放 2 ~ 3 个）、生开心果十几粒、生核桃十几粒、切细的老椰子肉半杯（或椰子奶罐头）、老姜 1 小块、黑胡椒粒十几粒、纯水（或活性好水）2 杯或 3 杯，打 2 分钟，分成 3 份，早上、中午、下午各喝 1 份。

☑ 通鼻窦好呼吸 + 对症按摩法——滴一两滴优质按摩油于手心，双手用力摩擦 5 ~ 6 下，将双手盖紧鼻子深呼吸 5 ~ 6 下来打通鼻窦，一天做 5 ~ 6 次。然后，将优质按摩油滴于手心按摩胸部，再涂优质按摩油于双足肺的反射区和双足背，用力按压，每处 2 分钟，一天 2 次。

☑ 每天排清宿便，维持肠道健康—— 一定要保持每天 3 ~ 4 次大便。如没有，要吃纤维粉和椰子油。将一大汤匙纤维粉和半汤匙（或一大汤匙）椰子油放入一大杯微温的杏仁奶中，混合均匀后立刻喝下，早上和下午各 1 次，并在一天内慢慢喝少许加入了海盐的纯水或活性好水 6 ~ 8 杯。若如此做一个星期后还没有达到每日 3 次大便，则每星期可以逐渐增加一次纤维粉和椰子油的用量，直至天天有 3 ~ 4 次大便，就可以调整免疫细胞的紊乱，因为大肠有 ⅔ 的免疫细胞，大肠洁净，就能使免疫系统易于发挥功能。

Ⓠ 7 岁小儿气喘，应如何用食疗来改善？

Ⓐ 不要再吃喝以下的东西：

☒ 一切牛奶制品，包括牛奶、牛油、奶油、奶酪、酸奶、含奶比萨、冰淇淋、含奶巧克力。

☒ 香蕉、梨、西瓜、哈密瓜、甜瓜、木瓜、豆腐、豆浆、花生酱。

☒ 一切精制面粉做的食品，如甜品、蛋糕、糕饼、饼干。

☒ 一切汽水、瓶装的果汁饮料、冰冷的食物、加冰的饮品。

☒ 一切用添加了激素及抗生素的饲料养大的动物的肉做成的食品。

要吃喝和做以下的事项：

☑ 补充身体的能量营养——早上、下午、晚上，各取一杯加了少许海盐的微温活性好水服用益生菌营养品及可消炎抗菌、强化人体免疫力的营养品（打开胶囊，将粉放在舌上用水冲下，不要囊），1 天 3 次。

☑ 肉类摄取法——关于肉类摄取，A 型血的人每周只能吃 1 次，AB 型血的人每周吃 2 次，B 型血的人每周吃 2 次，O 型血的人每周吃 3 次。但这时候只能吃加了橄榄油的罐头沙丁鱼，吃的时候要加香菜、黑胡椒粉、姜黄粉。

☑ 煮汉方茶饮——打碎一个罗汉果放入汤锅，加老姜 10 片、姜黄粉 1 茶匙、黑胡椒粒 15 颗、黄芪 10 片、红枣 10 粒、切细党参 3 条、吉林参 3 ~ 5 片、绞股蓝 1 茶包（七叶胆茶，打开茶包，只要茶叶）、活性好水 8 杯，以大火煮沸，转中火煮约 2 小时，装入保温杯，每次倒半杯温喝，1 天 3 次（可能会有点微泻，这是正常的现象）。小孩每天也要有 3 ~ 4 次大便才不会生病。

☑煮化痰蔬菜汤——用西洋菜、西兰花、香菜、老姜、姜黄粉、蒜头、迷迭香、百里香粉、活性好水煮成蔬菜汤，要温喝才能化痰。

☑肺部热气敷——将 2 个装了热水的热水袋放于小孩背后肺部对应的位置，用被子盖 20 ~ 30 分钟，早晚各 1 次。

☑对症按摩法——将少量优质按摩油涂到双手上，摩擦变热后放在小孩胸前肺部的方位，上下推按 5 分钟，然后用被子盖 20 ~ 30 分钟。接着涂优质按摩油于双足肺的反射区，用大拇指按压 2 ~ 3 分钟，一天 2 次。

☑治气喘食疗粥——取糙米、红米、黑米、高粱米（或薏仁米）、莲子，加老姜多片、姜黄粉、蒜头 5 小瓣、香菜，打开绞股蓝茶 1 茶包（即七叶胆茶，打开茶包，只要茶叶），加入活性好水煮成饭或粥，吃前加奇亚籽油、芝麻油及枸杞。

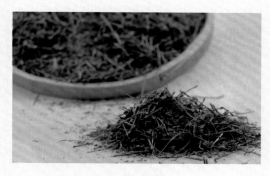

▲ 绞股蓝茶

Q 因为气喘长期吃药而骨质流失影响脊椎，该如何用饮食或运动改善？

A 如果因气喘而长期服药，这是错误的选择，因为没有任何一种药能治好气喘，只是控制病情而已，而且长期使用喷鼻药剂会损伤眼睛、肾、肺、骨骼。若要真正改善气喘，必须执行：

☒ 要立刻停止吃香蕉、梨、西瓜、甜瓜、哈密瓜、木瓜、丝瓜、冬瓜、佛手瓜、山竹、花生、腰果、花生酱及一切坚果酱。

☒ 要立刻停止吃一切牛奶制品。

☒ 要立刻停止吃一切冰冷食物、冰水、冰淇淋、汽水、瓶装的茶和果汁饮料。

☒ 要停止抽烟喝酒及一切含酒精的饮料，也要停止吃一切精制面粉做的食品。

☒ 要停止吃一切用添加了激素及抗生素的饲料养大的动物的肉做成的食品和人工养殖的海产。

◎ **改善因骨质流失影响脊椎，这样做：**

☑ 喝营养蔬果汁排毒送养分——依照"清血毒全营养蔬果汁"的食材（详见附录3），加入蜂花粉（要由极少量的 ⅛ 小匙开始逐渐增加至 3 小匙，以免过敏）、老姜（也一样要逐渐增加分量）、黑胡椒粒（也一样由 5 粒逐渐增加分量到气喘消失）、干罗汉果（半颗）、绞股蓝茶（七叶胆茶，一茶包，只要茶叶），搅打一天要喝完的 6 杯蔬果汁饮用。

☑ 微温蔬果汁饮用法——刚打好的蔬果汁是微温的，可以早上喝 2 杯当作早餐，剩下的千万不要放入冰箱，常温存放即可，喝时再加热水混匀至微温。

☑ 改善气喘、强化骨质食疗方——取牛油果 1 颗（去皮去籽）、蒸熟的南瓜¼个（连瓜连子）、老姜5大片、黑胡椒粒10粒、生开心果（去壳）10～20粒、活性好水一杯半、卵磷脂1大匙，放入强马力蔬果机搅打2分钟，打好后分成3份，早上、下午、晚上各吃1份（不可放入冰箱）

☑ 补充身体的能量营养——午餐和晚餐之前1小时都要先慢慢喝1杯微温蔬果汁，之后午餐再吃加了很多老姜片和黑胡椒粒的水煮半熟的蔬菜，吃前加纯椰子油、杏仁油，也可加两条罐头沙丁鱼，晚餐可吃五谷豆米饭（详见附录4），豆类要选发芽的红豆和扁豆，吃前加纯椰子油、椰子油、黑胡椒粉。

☑ 自然阳光与运动是维持人体健康的重要元素——可以在强阳光下快步走时配合"357"深呼吸运动（详见附录5）。强阳光中的紫外线会让脑部制造出更多的血清素（Serotonin），而血清素又是制造多巴胺（Dopamine）和褪黑激素（Melatonin）的前体（Precursor）。多巴胺可以帮助消除焦虑、忧郁等消极情绪，褪黑激素可改善睡眠质量及防止掉发。也可以在家做"养生调息运动"（参阅本书附录8，扫码观看教学视频），早晚各1次。

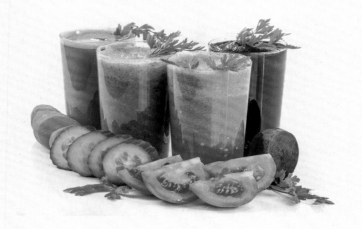

咳嗽

Ⓠ　长期咳嗽该用怎样的食疗来调整与保养身体？

Ⓐ　肺部浸润或积水都是因为长期咳嗽、服用止咳药和吃错食物引起的，所以现在要立刻：

　　☒ 停止再吃香蕉、西瓜、哈密瓜、甜瓜、木瓜、冬瓜、丝瓜、佛手瓜。

　　☒ 停止再吃一切冰冷的食物、冰水、冰饮料。

　　☒ 停止再吃一切牛奶制品、豆腐、豆干、豆浆、绿豆、冬粉、菇类（白蘑菇例外，但吃时要多加老姜和黑胡椒粉）。

　　☒ 停止吃一切精制面粉做的食品。

　　☒ 停止吃一切用添加了激素及抗生素的饲料养大的动物的肉做成的食品和人工饲养的海产。

　　☒ 停止吃一切煎、炸、炒、烤、烧的食物。

◎ **改善长期咳嗽，这样做：**

　　☑ 喝"罗汉果茶"——取罗汉果 1 颗，加入黄芪 7 片、红枣 7 粒、老姜（连皮）10 片、南北杏 10 粒、党参 6 条（切片）、姜黄粉适量、黑胡椒粒适量、活性好水 6 杯。老姜、姜黄粉和黑胡椒要逐渐增加分量，直至手脚变温暖。

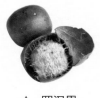

▲ 罗汉果

　　☑ 肺部热气敷——早晚将两个装满热水的热水袋放在背后肺部对应的位置，盖好被子热敷 20 分钟。

　　☑ 对症按摩法——将优质按摩油涂于双足肺反射区，用大拇指用力按压左

/149

右脚各 2 分钟，痛的地方要多按压，早晚各 2 ~ 3 次。

☑ 颈部防冷风——用一条厚围巾围住整个颈部以保暖。

☑ 积水多要抽水——如肺部积水太多，躺下来就会出现咳嗽，那么一定要去医院抽出积水。

☑ 补充身体的能量营养 1——早、中、晚空腹或吃饭前半小时，分别取微温活性好水服用益生菌营养品、可消炎抗菌并强化人体免疫力的营养品和辅酶营养品。

☑ 补充身体的能量营养 2——每餐吃到一半的时候，取温的活性好水服用胃酸营养品、消化酶营养品、清肝素营养品和可调整神经系统及增强肾功能的营养品，之后再继续吃完食物。

☑ 每天排清宿便，维持肠道健康——每天一定要有 3 ~ 4 次大便，就算是腹泻也不要紧，因为肠通能解肺困！如无 3 ~ 4 次大便，可以服用无糖无添加剂的纤维粉和椰子油。

☑ 水分补充法——每天一定要慢慢喝 6 ~ 8 杯用活性好水冲泡的韩国人参茶（详见附录 4，不含罗汉果茶的分量）。

☑ 改善咳嗽食疗方——每次可以慢慢细嚼十几粒生开心果和生核桃，一天两次，或取生开心果二十几粒、核桃十几粒、活性好水一杯、老姜几片和黑胡椒粒十几粒一起打成奶温喝（要温喝才有效），早上喝一半，晚上喝一半。

☑ 喝营养蔬果汁排毒送养分——依照"清血毒全营养蔬果汁"的食材（详见附录 3），再加老姜、姜黄粉、黑胡椒（逐渐增加分量直至手脚温暖）、绞股蓝茶（即七叶胆茶，一茶包，打开茶包，只要茶叶），搅打一天要喝完的 6 杯蔬果汁饮用。

☑ 做呼吸运动增加肺活量——每天做 5 ~ 10 次"357"深呼吸运动，每隔 1 小时做 1 次，每次十几下。

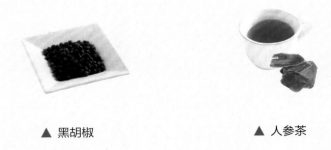

▲ 黑胡椒   ▲ 人参茶

Ⓠ 健康检查显示肺脏非小细胞癌指标偏高一点点，怎么办？

Ⓐ 肺脏非小细胞癌指数高，应多注意饮食问题，建议做如下内容：

☒ 避免抽烟，禁吃香蕉、梨、西瓜、甜瓜、哈密瓜、木瓜、豆浆、豆腐。

☒ 避免一切含有酒精的饮料、汽水、瓶装加糖的茶和果汁饮料、冰冷的饮料和食物。

☒ 不吃一切用添加了激素及抗生素的饲料养大的动物的肉做成的食品，以及牛乳制品和人工养殖的海产。

☒ 不吃一切精制面粉做的食品。

☑ 喝营养蔬果汁排毒送养分——依照"清血毒全营养蔬果汁"的食材（详见附录 3），再加老姜、姜黄粉、黑胡椒粒（逐渐增加分量）、绞股蓝茶（即七叶胆茶，两茶包，打开茶包，只要茶叶），搅打一天要喝完的 6 杯蔬果汁，连续喝 6 个月，指数将会下降。

/151

感冒

Q 可以靠喝蔬果汁或运动来防范细菌或病毒吗？

A 21 世纪的科技进步犹如光速，如果有足够的钱财，还可以坐太空舱到太空旅行！但在医学研究方面，不知花了多少的人力、精力、财力与时间，还是无法完全解决新出现的病毒以及包括癌症在内的一切慢性病，唯独抗生素在 20 世纪对细菌、病毒感染的急性病还算有优越的成绩！

在 21 世纪的今天，感染超级抗药菌，如 MRSA（又称食肉菌）及新型病毒（如埃博拉病毒），还是无法立刻用超强的抗生素药物以及最新研发的抗病毒药物来彻底解决或消灭，这让它们有越来越恶化及蔓延扩散的倾向。为什么会这样呢？出发点不同，得到的效果也不同。科技研究者的出发点是思考"为什么"，譬如：

为什么音速会这么快？

为什么光速会这么快？

为什么苹果会向下掉？

为什么不能将远方两地的亲朋好友拉近？

因为常常在问"为什么"，科学家才会找到答案，才会找到地心引力，才会发明超音速飞机，才会发射太空舱，才会有一代代的新手机……

反观医学的研究专家及科学家，却不去积极找出"为什么会有慢性病""为什么会有癌症""为什么会有埃博拉病毒"的答案，而是将时间、精力、财力及注意力集中在找出"用什么药物或方法来治疗癌症""用什么药物来治疗埃博拉病毒"的答案上。换言之，不先找出生病的根源，就无法杜绝病根。药物只能暂时将病症控制下来，要长期服用才不会复发！虽然药物有很多副作用，病人还是愿意继续服用药物，完全没有考虑药物残留在体内的问题。

◎ **大自然污染是细菌及病毒猖狂蔓延的元凶。**

事实上，我们的身体不是因为缺乏药物而生病，而是缺乏足够的营养，并且身体的内在和外在环境都太污浊，以致生病！在此举例说明，让大家更容易明白：

以前养鸡是让鸡吃米糠加混有谷壳的米，并且让鸡在强阳光下到处跑、到处挖土找虫吃。米糠含有丰富的植物生化素及有机营养素，可用来提升免疫及自愈功能；带壳的米有碳水化合物、脂肪、维生素、矿物质、蛋白质、酶等，可提供有机营养给五脏六腑维持正常的运作；鸡在强阳光下到处跑、挖土找虫会生成抗菌又保骨的维生素 D_3，加强活动力、体力及肌肉的韧性。这样养鸡，鸡才会健康结实。以前很少听说鸡会生病，或是有禽流感的事件发生……

如果真的想吃肉，就要吃这样的鸡肉，很鲜甜，有香味、有弹性，对身体健康有益。但再怎样干净营养的肉类也不能常常吃，因为一切动物的肉类都呈酸性，会使血液过酸，损坏五脏六腑，使肌肉骨骼酸痛，破坏神经系统，引发慢性病、癌症及细菌、病毒的入侵。

反观现代的养鸡方法，将鸡关在拥挤的大铁笼或栅栏里，让鸡天天吃加了杀虫剂、抗生素、人造生长激素的饲料，让它们在同一个臭气熏天又狭窄的地方排泄废物，又没有空间让鸡伸展活动，再加上鸡还没有生病时，就先给它们服用抗生素（会降低免疫功能），等到有病时，细菌、病毒已变成超级抗药菌和病毒，导致它们体内衰弱的免疫军队无法抵抗细菌和病毒的入侵！

鸡长期被关在铁笼或栅栏内，又有这么多的毒素，这样养的鸡怎么会不生病？怎么会不发生禽流感病毒感染？可怜的是，只要其中一只生病，整个鸡群都会遭殃，以致亏本，而养鸡户不仅不去找原因，反而变本加厉，在饲料中添加更多的抗生素及激素喂养鸡。就算这些鸡不生病，符合供应市场的条件，女性（包括小女孩）吃了这样的鸡肉（尤其是鸡皮），也可能导致分泌较多的雄性激素，让经期变得不规律，甚至体毛变多、上唇周边长出细小胡须、掉发，并影响乳房的正常发育；男性也可能出现喉结或睾丸变大、解尿困难、血压飙升、性欲减退以及增加秃头风险。如此一来，只为满足酥脆好吃的口感，却没有让身体得到营养，还将抗生素及激素累积于身体内，所以还是忌口为妙！

最没公德的是：饲养者若用水管喷头清洗鸡笼，将废物连同掉入排泄物中的饲料一起跟随污水流入河道进入大海里，不但会污染河水、海水，也会让水中的鱼群病亡，飞鸟、水鸭争先恐后地来抢吃饲料也会死伤无数，而人类未能及时防范，禽流感病毒就这样扩散开来！

人类接触了这些飞禽，也有可能会感染病毒，加上常吃含有抗生素及生长激素的肉类，又会降低免疫功能而使身体容易被感染，甚至会增加患肺癌及肠癌的风险！埃博拉病毒能够在非洲蔓延的主要原因是当地人的三餐主食以肉类为主，而这些肉类恐怕有遭到污染的可能，因此不可不慎！

另外，用上述黑心养畜方法不仅养出有害健康的动物肉类，动物的大量排泄物还产生无数的氮气、沼气，造成环境污染，而且将种植的杂粮拿去做饲料，更加剧了全球粮食短缺的危机。

154

◎ **做好体内外环保，有益健康也能保护地球。**

如果人类不再大量吃肉类，畜牧业者就不会大量养殖牲畜，也就没有大量排泄物污染水道，细菌病毒就不容易繁殖，人类就有更多更好的土地种植五谷杂粮救济饥饿人群！

祖先已经很清楚地告诉我们：天地人是一体！人类天天吃污染的食物，喝污染的水，吸收被污染的空气，则会带来不健全的身心灵状态及不健康的大自然环境，导致现在到处都有家禽野鸟及人群受到细菌及病毒的感染，因气候异常带来的天灾人祸不断……最终是人类生病了，地球也生病了。请大家要及时觉悟，多多爱护环境，保护地球吧！

希望大家能共同努力先改善自己身体的内在环境，多吃五谷杂粮、水果、坚果等天然食物，保护好最易受细菌病毒入侵而受感染的呼吸系统及消化系统。中医几千年的精华理论提及：肺与大肠都属金，肺为阴金，大肠为阳金。干净的大肠能帮助解决肺脏的问题，处理好肺脏的功能也能改善大肠的相关病症。换言之，照顾好自己的身体，

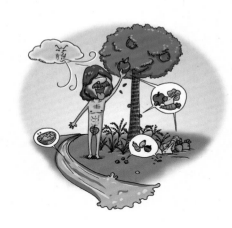

▲ 大自然赐予人类的天然蔬果，即是身体最佳的营养来源

才有能力影响他人，一起努力保护地球以及下一代！

照顾好自己就要先预防这些病毒及细菌入侵身体的消化系统及呼吸系统，首

/155

先要立刻停止吃被污染及伤害这两个系统的饮食：

☒ 忌吃用添加了激素及抗生素的饲料养大的一切动物的肉做成的食品，以及乳制品和海产品。

☒ 忌吃一切煎、炸、炒、烤、烧及卤腌的食物。

☒ 忌吃一切加工的食物及粉制品。

☒ 忌吃蕉类、梨、柿子及一切瓜类的水果。

☒ 忌吃豆腐、豆花、豆浆、葱、含有生长激素的芽菜及豆芽菜。

☒ 忌喝一切瓶装的饮料、含有农药的茶叶泡的茶及酒，忌吃甜品、糖果，忌抽烟。

☒ 忌熬夜、过劳，要远离计算机、手机、微波炉及电视。

☒ 忌负面情绪、过于情绪化，忌执着在意任何人、物与事。

◎ **清理身体的毒素，这样做：**

☑ 喝营养蔬果汁排毒送养分——每天要喝6杯"清血毒全营养蔬果汁"（详见附录3），连续喝一星期后，改为天天喝6杯"强化肺肠蔬果汁"（详见160页），也连续喝1个星期。这样坚持约4个月后，就可改为每个月3个星期天天喝4杯"强化肺肠蔬果汁"及1个星期天天喝4杯"清血毒全营养蔬果汁"。

☑ 抗病毒饮食建议1——每天早、中、晚都要吃用活性好水（或蒸馏水）加了海盐、老姜、黑胡椒（或辣椒）和少量蒜头煮的热蔬菜汤，也可以吃任何水煮的蔬菜。尤其要多吃蕈

▲ 微煮熟的蔬菜汤，不会破坏自然食材的养分

菇类和海藻（或海带、紫菜），但要尽量多加老姜、黑胡椒、辣椒和少量蒜头。

☑ 抗病毒饮食建议 2——用高粱米（或紫糯米）加红豆（或赤小豆，能发点儿芽最好）、红珊瑚藻（或海带）、少量蒜头、很多老姜、黑胡椒及活性好水（或蒸馏水）煮饭或粥。可加些切得细碎的香菜、九层塔及纯椰子油（或优质橄榄油）拌着吃。

☑ 每天排清宿便，维持肠道健康——每天保持 3 ~ 4 次大便。如没法做到，可服用粗糙无调味的纤维粉。将一大汤匙的纤维粉（逐渐增加到两大汤匙或三大汤匙，直到有 3 ~ 4 次大便）加半汤匙（或一大汤匙，使用分量随着大便太硬或泻肚而增加或减少）椰子油，放入一大杯（约 400 或 500 毫升）杏仁奶（或燕麦奶、坚果奶）中，轻轻混匀后快速喝下，早上喝 1 次，下午喝 1 次。并且每天都要分开时间慢慢喝 8 杯加了少许海盐的温的活性好水及蒸馏水（各 4 杯，交替喝）。

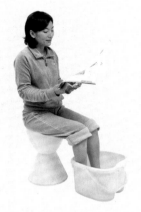

▲ 足浴可促进气血循环，提升代谢力

☑ 早晚做调养运动，增加活力，抗老化——多休息，早睡，常在干净的空间进行 20 分钟的快步走，做"357"深呼吸运动，做养生调息运动（建议多做第九式，可加强血液循环及调整气血。参阅本书附录 8，扫码观看教学视频），促进排便，增强新陈代谢！

☑ 足浴按摩＋热茶饮——每天晚餐后一小时，用一盆热水（约 42℃）加入硫酸镁（泻盐）及几片老姜后浸泡双脚（水要浸过三阴交穴位），并用小毛巾上下擦双足背，直至全身感觉热或稍微流汗，再用毛巾擦干双脚（促进血液循环），之后用优质按摩油擦干双脚的肺、子宫（前列腺）、卵巢（睾丸）、膀胱、大肠的反射区及三阴交，再用大拇指用力按摩及按压每个反射区1分钟。做完后，慢慢喝一大杯加了少许海盐及枸杞人参冲泡的温的活性好水茶饮或加北耆、老姜及罗汉果煮的养生茶，两种茶饮最好隔天交替喝。

◎ **防治细菌病毒感染的特别武器：海菜。**

在《不一样的自然养生法》（参阅附录11）中，我已经教大家在平时怎样服用维生素 D_3 来保健骨骼、加强免疫系统功能，也教大家在冬天怎样用极高分量的维生素 D_3 来防治伤风感冒及流行性感冒。我要再分享一个更强的天然武器：海菜。

海菜含有的一切营养成分总量及质量是陆地上任何蔬菜无可匹敌的。譬如海菜的含铁量，从以前到现在一直是30毫克/100克，并没有变化，而根据英国科学家的研究报告分析，陆地上种植的菠菜，在1950年的含铁量是15毫克/100克，现今环境下种植的菠菜的含铁量却只有不到3毫克/100克。海菜含有十分齐全的营养素，对人体的健康具有以下功能：

● 能修补细胞及年轻化细胞内被自由基破坏受损的基因因子。

● 平衡内分泌腺系统激素的分泌。

● 强化呼吸器官黏膜的黏度，防止发炎与被感染。

● 调理甲状腺的新陈代谢，帮助肝脏恢复排毒功能。

● 提升免疫系统的功能，打击细菌、病毒、霉菌及寄生虫，排出重金属、毒素。

● 降低胆固醇、甘油三酯、血压及血糖，预防心脏病、帕金森病及失智症。

● 有助于防癌，并增加怀孕概率。

● 最重要的是含有激发干细胞活跃的植物生化素，能加速修补并更新细胞。

要达到保健效果，最好天天都能吃些不同种类的海藻。但要注意：海菜是很寒凉的食物，所以煮时及吃时都要添加很多的黑胡椒粉、老姜丝、辣椒及姜黄粉来平衡阴阳的差异，不然会出现手脚冰冷、咳嗽、哮喘、头晕无力等不良的异常反应！

防治细菌病毒的天然武器：海菜

海菜，包括海洋咸水及湖池淡水生产的海藻（如昆布、紫菜、海带芽、裙带菜、绿藻、褐藻、红藻、蓝藻、螺旋藻、红珊瑚藻、褐珊瑚藻等）和几十种水上无根的植物蔬菜。

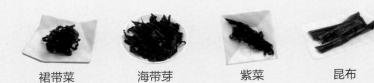

裙带菜　　　　海带芽　　　　紫菜　　　　昆布

海菜含有身体非常需要的所有活性矿物质、碳水化合物、蛋白质、22 种氨基酸、维生素、微量元素、酶、油酸及齐全的植物生化素、抗氧化剂等。

强化肺肠蔬果汁

分量：1 天 6 杯　　　口感：酸甜开胃

功效：预防肺癌，强化肺功能和大肠功能

■ 姜黄是中药材，也是咖喱的主要辛香料，各大超市都买得到。姜黄有抗菌作用，对肝脏有益，能刺激胆汁，分解油脂。最新研究更指出，姜黄可以预防阿尔茨海默病造成的老人失智症状，以及一切炎症。

■ 如果咳嗽，可用罗汉果加红枣、甘草、蜜枣、姜、黑胡椒粉加蒸馏水煮汤，煮好后再加入枸杞，即可热饮。如经济许可，也可将雪蛤加姜及海盐少量，一起炖煮食用。

材料

蔬菜：

· 小型红色甜菜根 / 1 个

· 花菜 / 120 克

· 洋葱 / ½ 杯

· 胡萝卜 / 2 根

· 大番茄 / 2 个

水果：

· 牛油果、火龙果 / 各 ½ 个

· 新鲜蓝莓 / ½ 杯

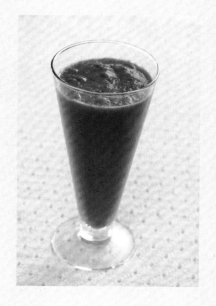

- 柠檬 / 1 个

- 黑葡萄 / 10 粒

配料

- 蒸馏水（温）/ 2 杯

- 蒜头 / 1 小瓣

- 老姜 / 5 片

- 香菜、巴西利（洋香菜）/ 各 ¼ 杯

- 姜黄 / ½ 小匙

- 枸杞、亚麻籽、白芝麻 / 各 3 大匙

- 薄荷叶 / 4 叶

- 迷迭香 / 少许

做法

1. 所有食材洗净；甜菜根去皮切块；花菜不去茎切块；胡萝卜及番茄切块；洋葱切碎备用。

2. 牛油果去皮不去籽；黑葡萄连皮及籽；柠檬去皮，保留白色纤维及籽；火龙果去皮切块；香菜及巴西利（洋香菜）切碎。

3. 将温的蒸馏水倒入 3.5 匹马力的蔬果机内，再放入所有蔬果及配料，一同搅打成汁，即可饮用。

Q 感冒时，如何用自然养生法来改善症状？或有哪些食物不能吃？

A 因为空气污染，空气中二氧化碳的含量越来越高而氧气越来越少，导致我们的肺因无法得到足够的氧气而衰弱，从而无法排出废物及阻挡外侵的细菌和病毒。

我们周遭布满了细菌、真菌和病毒，它们随时等待机会由鼻子或嘴巴入侵我们的身体。

当身体过度疲劳、熬夜、吃喝不对和不规律作息的时候，身体的免疫功能就会下降，此刻病毒就可能乘机入侵，引发伤风感冒，甚至"中东呼吸综合征（MERS）"等。

当发生上述的病症到医院治疗时，开任何的药物都不见得立即见效，甚至还有可能无效，因为病毒会随时变形、变种和变成抗药病毒。所以要防止感冒和杀死已经入侵的病毒（即已经感冒）的唯一方法，就是要强化我们的肺和免疫功能！要达到这个目的，首先就不要再吃喝会削弱肺和免疫功能的东西，即：

☒ 停止吃香蕉、梨、西瓜、甜瓜、木瓜、哈密瓜、冬瓜、佛手瓜、山竹、豆腐、豆浆、豆腐花，不再喝一切茶叶冲泡的茶（包括绿茶）。

☒ 停止吃喝冰冷食物、冰水、汽水、瓶装加糖的果汁饮料，停止吃喝牛奶、酸奶、冰淇淋、奶酪、花生酱和一切做成酱料的加工食品。

☒ 停止吃一切用苦茶油、橄榄油、花生油煎、炸、炒、烤、烧的食物。

☒ 停止吃一切用添加了激素及抗生素的饲料养大的动物的肉制作的食品。

☒ 停止吃一切精制面粉做的食品。

☒ 停止抽烟及喝一切含有酒精的饮料。

要立刻将以前已经吃喝进体内会伤害肺和降低免疫功能的毒素尽快排出体外。

☑ 喝营养蔬果汁排毒送养分——依照"清血毒全营养蔬果汁"的食材（详见附录 3），再加老姜、黑胡椒粒、姜黄粉、绞股蓝茶（即七叶胆茶，两包，打开茶包，只要茶叶）、连籽的枇杷（五颗，很重要，但如果实在买不到就算了），搅打一天要喝完的 7 杯蔬果汁。早上刚打好的蔬果汁是微温的，可以喝 2 ~ 3 杯当作早餐。剩下的千万不要放入冰箱。午餐时要加入热水，使蔬果汁变温才能喝，晚餐也一样要加入热水才能喝，午、晚餐各喝 2 杯。在感冒的第一天只喝这 7 杯温的蔬果汁，并在这一天大量慢慢交替着喝温纯水（或温活性好水），每次喝都要加入少许海盐！

☑ 补充身体的能量营养——在早、中、晚空腹时，分别取微温活性好水服用益生菌营养品及可消炎抗菌、强化人体免疫力的营养品来强化免疫功能。

☑ 通鼻窦，好呼吸＋泡足浴——取一两滴优质按摩油放在手中，用力并快速摩擦五六下后，立刻用双手盖紧鼻子并深吸五六下。晚上睡前一小时，取一盆热水，加入一些切得细碎的姜浸泡双脚，并在泡脚的时候按摩双脚直到身体微微流汗。同时还要多喝水和多休息。

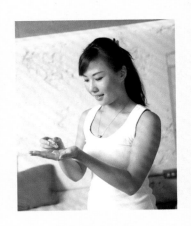

▲ 用手磨擦优质按摩油，深吸其味，可畅通鼻腔，利于呼吸

/163

消化系统保健

胃酸逆流

Q 有胃酸逆流的人可以吃很酸的水果吗？辣椒、胡椒粉是不是也可以吃？

A 胃酸倒流是因为胃中的胃酸不足，不能帮助消化过多的食物而引起的症状，所以吃很酸的水果，如柠檬汁、猕猴桃、凤梨（菠萝）都能帮助胃消化食物。同时在每餐吃到一半的时候，要取温的活性好水服用胃酸营养品和消化酶营养品，也可以加黑胡椒粉和老姜蓉放入食物拌好一起吃，但不能吃太多的辣椒。

胀气

Q 胀气严重，可以用自然饮食法来改善吗？

A 如果发生了严重的胀气，这是身体向我们传达一个警报，告诉我们不要再吃以下消化系统不喜欢的东西：

   ☒ 一切甜点。

   ☒ 一切精制面粉（白面粉）做的食物：面条、面包、面线、意大利面、通心粉、米粉、河粉、粉肠、馒头、包子等。

   ☒ 一切汽水、含酒精的饮品、瓶罐装的饮料。

以上所述的食物及饮料都是坏菌最喜欢的粮食，吃后会在大肠产生很多臭气，引起大肠的不适，造成频繁放屁，带来消化系统下部分的健康问题。如果又吃太多过量的以下食物，则会引起胃部的不消化，从而产生胀气，带来消化系统上部分的健康问题：

☒ 煎、炸、炒、烤、烧的肉类、花生类、面食类等。

☒ 牛奶制品，如牛奶、牛油、奶酪、冰淇淋、冰棒、酸奶、含奶比萨、含奶巧克力。

若要解决肠胃胀气不消化的情形，首先要避免再吃上述的食物及饮料，之后要将身体囤积的废物尽快排出体外。

◎ **改善胀气，这样做：**

☑ 每天排清宿便，维持肠道健康——保持每天有 3 ～ 4 次大便。如没有，可以服用无糖无添加剂的纤维粉。将两大汤匙的纤维粉（逐渐增加到三大汤匙或四大汤匙，直到天天有 3 ～ 4 次大便）和一大汤匙的纯椰子油或中链椰子油（如太胖过重）加入吃的食物中来让大便变软。如果加一大汤匙椰子油后大便太稀，就减少分量；如大便还是太硬，就增加纯椰子油的分量。这需要自己慢慢调节适应。早上任何时间吃 1 次，下午再吃 1 次，并且天天要喝最少 8 杯的活性好水及纯水来促进排便。

☑ 补充身体的能量营养——取一杯加了少许海盐的微温活性好水服用益生菌营养品及可消炎抗菌、强化人体免疫力的营养品，用来清洁消化系统残留下来的废物毒素，并引进有益大肠的好菌来保护大肠的健康。

胃黏膜薄

Ｑ 对于胃黏膜薄的人，生食是否会伤胃？肠胃不好，长期喝蔬果汁会过寒吗？

Ａ 胃黏膜薄的人要暂时减小饭量。肠胃不好的人长期喝蔬果汁不会过寒，因为只要在喝的蔬果汁中加入了书中所说的香辛料，就可以平衡蔬果汁的冷寒凉特质，同时还能防病治病。每种香辛料都有各自的功效，怕寒冷就用老姜和黑胡椒粒来平衡就对了。

如果加了香辛料还感觉很寒冷，就要增加老姜和黑胡椒粒的分量。老姜可以由约12克逐渐加到45～60克，黑胡椒粒可以由5粒逐渐增加到30粒或40粒，直至感觉到手脚温暖，就停留在那个分量上，并长期饮用。消化不佳的人要记得每一口都要细嚼30～40下再吞下，并且配合以下的饮食调整：

☑ 补充身体的能量营养1——取微温活性好水服用益生菌营养品和可消炎抗菌、强化人体免疫力的营养品，直到有了明显改善后，再将营养品减量作保健用。

☑ 补充身体的能量营养2——每餐吃到一半的时候，取温的活性好水服用胃酸营养品和消化酶营养品。

☑ 利用小芋头胶质保护胃壁——每餐前先吃两颗蒸熟的小芋头（每颗如柠檬大小，大约60克），虽然口感软滑，但记得一定要慢慢细嚼，吞下后再吃餐食。因为芋头的黏体胶质会敷于胃壁，避免胃壁受伤。

出血性胃溃疡

Q 出血性胃溃疡该如何通过饮食调理？稀饭可以吃吗？

A 得了出血性胃溃疡，就不要再吃一切动物蛋白质及牛乳制品，也不要再吃喝一切煎炸炒烤的食物、一切精制面粉做的食品、一切化学饮品，并依照上一问一样吃跟做，还要再加做以下的事项：

☑ 腹部按摩助消化——将两只手掌叠在一起，放于胃部，以顺时针转圆圈

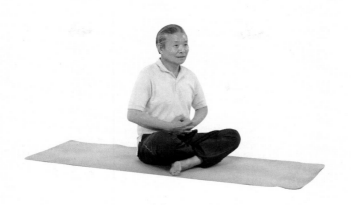

▲ 腹部按摩助消化

慢慢地按摩四十几下。一天可以做多次，任何时间都可以。

☑ 喝营养蔬果汁排毒送养分——依照"清血毒全营养蔬果汁"的食材（详见附录3），搅打一天要喝完的6杯蔬果汁，坚持喝9个月，就能将体内的毒素清除，让细胞恢复健康。

☑ 用大黄根粉抗病毒——放一小匙大黄根粉于口中，待被口水润湿后慢慢吞下（中药店有大黄根粉），能抗病毒、健胃整肠。

☑ 补充身体的能量营养——早、中、晚空腹或吃饭前15分钟，分别取微温活性好水服用益生菌营养品和可消炎抗菌、强化人体免疫力的营养品（要打开胶囊，将粉放于舌上），1天3次。

☑ 利用小芋头胶质保护胃壁——吃完营养品15分钟之后，每餐都要先慢慢细嚼两个如柠檬大小的蒸熟的小芋头（大约60克），让口中津液同芋头混匀后，再慢慢吞下，之后再用吸管慢慢吸喝早餐的微温蔬果汁。

☑ 午晚餐饮食建议——午餐和晚餐每一口都要慢慢细嚼20～40下再慢慢吞下。稀饭最好用小米加姜、九层塔、香菜煮来吃，吃前要在稀饭中加入纯椰子油。

/167

胆囊切除

Q 切除胆囊多年，饮食是否仍需特别注意？是否可跟正常人的饮食一样？

A 胆囊是制造胆汁的器官。胆囊制造出的胆汁进入胆管，接着流入十二指肠，帮助分解消化食物中的脂肪和油脂。若是已经没有了胆囊，就不要再吃一切煎、炸、炒、烤、烧的食物（只能吃水煮、清蒸、全生的蔬果），因为这种经过高热的油已经氧化，产生了很多的自由基。

没有胆汁来帮忙分解消化这些有自由基的毒油，一些毒油会直接进入大肠，引发腹泻，还有一些会被肝脏吸收分解，将可用的送给细胞，将不能用的（氧化毒素）送进胆囊制造胆汁。但切除了胆囊，这些毒素只好直接流入血液，污染的血液会引起高血压、高胆固醇、心脏病、肾脏病、消化不良，甚至是癌症等。

☑补充好油，传送细胞好能量——身体没有油，人容易老化、生病，所以一定要将一些全生的好油，如纯椰子油、纯棕榈油、全生的坚果、牛油果加入到每天的食物里面一起吃。

☑补充身体的能量营养——每餐吃到一半的时候，分别取温的活性好水服用消化酶营养品（逐渐增加分量）、胃酸营养品和清肝素营养品。

☑喝营养蔬果汁排毒送养分——依照"清血毒全营养蔬果汁"（详见附录3）的食材搅打一天要喝完的6杯蔬果汁，将以前吃进身体里的毒素排出。连续喝4~6个月后，就可减为4杯作保健用（早上2杯当作早餐，午餐和晚餐前1小时各1杯）。

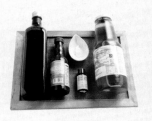

▲ 排胆结石的材料

☑做4天清胆结石及肝毒——每年在春季至入

秋前 7 天,要用磷酸做一次 4 天的排胆石(详见附录 7),因为这 4 天的排胆石也是清肝的方法。

排便异常

Q 肠胃科医生说:"一天大便超过 4 次属于不正常。"所以 4~6 次就更不好?

A 肠胃科医生所说的是对的。一天的大便在 4 次以上是不正常的。因为我们的大肠有 4 段(大肠分为上升结肠、横结肠、下降结肠和直肠 4 部分),每 1 段要有 1 次大便,4 段就需要 4 次大便。所以我的书中说:"每天最少有 3 次大便,最好是 4 次。"但如果一天排便超过 4 次的话,有可能是消化系统被坏菌感染引起了发炎。

☑ 补充身体的能量营养 1——每餐吃到一半的时候,分别取温的活性好水服用胃酸营养品和消化酶营养品。这些营养品能帮助吸收养分,也能杀菌。

☑ 补充身体的能量营养 2——每天早、中、晚空腹或吃饭前半小时,分别取温的活性好水服用益生菌营养品及可消炎抗菌、强化人体免疫力的营养品,益生菌可消炎、抗菌、强化人体免疫力。

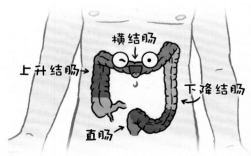

▲ 人体肠道有 4 段,每天最好要有 4 次的排便,避免堆积恶臭的宿便

/169

Ｑ 每天喝 1000 毫升蔬果汁，也多吃蔬果，但排便还是不够 3~4 次，该如何改进？

Ａ 若要维持身体健康，那么每天最少要有 3 次大便，最好是 4 次。如果没有，可以服用纤维粉和椰子油。将一大汤匙纤维粉和半汤匙（或一大汤匙）椰子油放入一大杯的椰子奶（或杏仁奶）中，稍微混匀后立刻喝下，早上和下午各 1 次。并且每天还要慢慢喝 6 ~ 8 杯纯水（或活性好水）用来帮助大肠蠕动。一个星期后如果还是没有达到目标，就逐渐增加纤维粉和椰子油的分量，直到每天都有 3~4 次大便。

刚开始时，一般人很难立刻会有 3 ~ 4 次大便，因为我们的肠道被长期训练得一天只有 1 次大便即完成任务，所以现在若要重新训练大肠，让它每天有 3~4 次大便的话，也需要一段比较长的时间。这时只有靠纤维粉和椰子油来帮忙了，这与体质无关，但是与习惯有关！

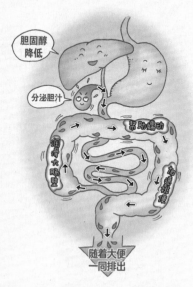

▲ 如果排便顺畅，胆汁会随着大便一同排出，有助于胆固醇降低

便秘

Q 吃素也会便秘吗？是吃法不正确还是肠子跟别人不同？

A 有不少吃素的人会出现便秘的现象，原因是他们没有吃符合自己血型的东西，同时也错误地以为一切油都会引发慢性病，所以不敢用油或用油量少。

不管是橄榄油、苦茶油、花生油还是菜籽油，只要是用来煎、炸、炒、烤、烧，都会产生很多的自由基，引发各种不同的慢性病，但若加入凉拌的食物、沙拉或水煮熟后的食物中，则仍是好油。

饮食与疾病息息相关，碳水化合物、蛋白质和脂肪都是身体必需的养分，缺一不可，但每个人的血型、体质不一样，所以不能吃同样分量的食物。譬如：

● 癫痫病患——每天的食物中 ⅔ 是脂肪，只需要 ⅓ 的碳水化合物和蛋白质（各半）。

● 肿瘤病患——要吃大量各种各样的全生的蔬菜、植物蛋白质与优良的脂肪，而动物蛋白质和高糖食物一点点都不能吃。

◎ **改善便秘，这样做：**

☑ 吃适合自己血型的食物——你的血型不允许吃豆腐类，而你却天天吃素鸡、素鸭、素猪肉、豆腐干等食物，当然会便秘，所以不是你的大肠特殊，而是你吃了不适合自己血型的食物。

☑ 喝营养蔬果汁排毒送养分——依照"清血毒全营养蔬果汁"的食材（详见附录3），再加秋葵（5～6根）、老椰子肉，搅打一天要喝完的7杯蔬果汁饮用。

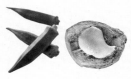

▲ 蔬果汁材料要加秋葵、老椰子肉

☑ 每天排清宿便，维持肠道健康——每天将一大汤匙的纤维粉和一大汤匙的纯椰子油放入一大杯的椰

/171

子奶中，轻轻混匀后立刻服下，早上和下午各一次。每天还要喝 8 杯纯水和活性好水促进排便。一个星期后，将纤维粉的用量增加到一汤匙半，一星期后再由一汤匙半增加到两大汤匙，纯椰子油也适量增加直至每天有 3 ~ 4 次大便 。

Q 怕冷又怕热，无法正常吃睡，尤其深受便秘困扰，该怎么用饮食调理？

A 有这样怕冷又怕热症状的人，大多数血液太浓稠，血液中毒素过多，血液循环不太好，这都是因为没有吃对喝对血型所需要的东西。检讨一下自己吃错喝错了什么东西，立刻修正过来，并依照生机饮食将以前已经吃喝错的食物毒素尽快排出体外。因为疾病与饮食息息相关，所以要先改善饮食内容：

🗵 不能吃一切精制面粉做的食品。

🗵 不能吃一切用添加了激素及抗生素的饲料养大的动物的肉做成的食品、人工养殖的海产以及一切牛奶制品。

🗵 不能吃一切煎、炸、炒、烤、烧的食物。

🗵 不能喝一切汽水、含有酒精的饮料、瓶装的茶、咖啡和果汁饮料。

◎ **改善怕冷又怕热、便秘的体质，这样做：**

☑三餐饮食建议——要吃整体的五谷米、发芽的各种豆类、全生的坚果（远离腰果、花生）。两餐之间可吃些全生坚果。只能吃不含激素及抗生素的火鸡、牛、羊等肉类、海鲜及蛋类，但每周最多也只能吃两次，而且每次不可超过 60 克，最好在午餐时加入到沙拉中一起吃。

☑补充好水、好油，传送细胞好能量——要喝纯水、活性好水、人参茶（详见附录 4）、坚果奶、椰子奶以及非转基因大豆磨制的豆浆和燕麦奶。多吃植物脂肪含量高的食物，如牛油果、椰子油、全生的坚果和没经过煎炸炒烧烤的奇亚籽油（chia seed oil）、纯椰子油、棕榈油、橄榄油、夏威夷核果油、亚麻籽油。

☑ 喝营养蔬果汁排毒送养分——依照"清血毒全营养蔬果汁"的食材（详见附录 3），再加上老姜、黑胡椒粒（20～30 粒）、罗汉果（1 颗）、绞股蓝茶（即七叶胆茶，3 茶包，打开茶包，只要茶叶）、锌片（1 粒，50～60 毫克）、硫酸锌营养品（用量需咨询了解自然医学的专业医师或营养师）、甲状腺素营养品、辅酶营养品（所有胶囊打开，只要粉），搅打一天要喝完的 7 杯蔬果汁饮用（如大便太稀，则将罗汉果减半）。

☑ 早餐饮食建议——早餐只喝 2 杯蔬果汁。如不够饱，出门前再喝 1 杯，剩下的装入瓶罐中带着去上班，在下班前喝完。早餐喝到一半时，服用胃酸营养品和消化酶营养品。

☑ 午晚餐饮食建议——午餐和晚餐各先吃一碟全生（或稍微氽烫约 1 分钟）的蔬菜和发芽豆沙拉，之后再吃用水煮熟的蔬菜或蔬菜汤，午餐时可每隔 3 天吃 1 次 60 克干净的动物蛋白质，晚餐也可以吃五谷豆米饭（做法详见附录 4），要加香辛料（如老姜、姜黄粉、肉桂粉、香菜和五小瓣蒜头一起煮），吃前碗中要加入椰子油、夏威夷核果油和香菜。

☑ 做冷热浴，提升免疫力、抗老化——每天要做冷热浴（参阅附录 12），加速血液循环直至手脚变温暖，这样可以增强免疫力及延缓衰老。

☑ 自然阳光与运动是维持人体健康的重要元素——每天上午 11 点左右和下午 2 点左右，在强阳光下各快步走 20 分钟，帮助流汗排毒，修补身体受损的细胞及增强免疫力。强阳光中的紫外线会让脑部制造出更多的血清素（Serotonin），而血清素又是制造多巴胺（Dopamine）和褪黑激素（Melatonin）的前体（Precursor）。多巴胺可以帮助消除焦虑、忧郁等消极情绪，褪黑激素可改善睡眠质量及防止掉发。

痔疮

Q 有外痔已治疗处理，但每日清晨想大便时，偶尔无法控制，该如何以自然养生法调理？

A 这种情形一般是因为通过西医诊疗处理痔疮问题，造成痔疮部位的肌肉受伤结疤而引起。现在只有经常保持大肠清洁，让直肠受伤的部位有机会恢复正常的收放伸缩才好。

要改善这种困扰，就要每天保持有 3 ~ 4 次大便。如没有，可以服用纤维粉和椰子油。将一大汤匙纤维粉和半汤匙（或一大汤匙）的椰子油（每星期逐渐增加分量，直至天天都有 3 ~ 4 次大便）放进一大杯的豆奶（或杏仁奶）中混匀后立刻喝下，早上和下午各 1 次。同时每天还要慢慢地喝 6 ~ 8 杯纯水（或活性好水）来润滑肠道，促进排便。

据我几十年的临床经验，肛门有痔疮（不论内外）是提醒你 5 ~ 15 年后可能会有得肠癌或肺癌的危机，警告你要小心，所以建议你改变目前的饮食内容。

安全起见，应该依照本书附录 6 的项目到医院抽血检验相关项目，加上肠癌的标记（CA72.4）和肺癌的标记（NSE 和 CyFra21.1），就能提前 5 ~ 15 年预知到底会不会得癌！如果一切都在自然医学的标准范围内（不是传统西医的正常范围），就可以安心；如果检验的指数有些超标，也不用怕，因为最少有 5 年的时间来预防癌症的发生。

要达到消除癌症可能发生的危机，就要立刻实践生机饮食 9 个月，将体内一切致癌的毒素消除。可以依照"清血毒全营养蔬果汁"的食材（详见附录 3），再加 6 根秋葵，搅打一天要喝完的 6 杯蔬果汁。坚持喝 9 个月后，再抽血检验，确保一切正常。在这 9 个月内，暂时：

☒ 不要吃一切用添加了激素及抗生素的饲料养大的动物的肉做成的食品，以及一切牛乳制品、人工养殖的海产。

☒ 不要吃一切精制面粉做的食品（白面馒头、白面条、糕点、面包、饼干等）。

☒ 不要抽烟、喝酒，也不再喝一切含有酒精的饮料、汽水、瓶罐装加糖的茶和果汁饮料。

☒ 不要吃一切煎、炸、炒、烤、烧的东西。

◎ **改善痔疮开刀后排便不畅，这样做：**

☑ 午晚餐饮食建议——午餐和晚餐各先吃一大碟全生蔬菜沙拉（可以放入沸水中汆烫 30 秒至 1 分钟），搭配各种香辛料（如姜蓉、蒜蓉、姜黄粉、迷迭香）、纯椰子油、柠檬汁、生坚果、酸味水果和莓类，之后再吃煮到半熟的蔬菜汤和五谷豆米饭（详见附录 4）。

☑ 补充身体的能量营养 1——每餐吃到一半的时候都要服用胃酸营养品、消化酶营养品以及辅酶营养品。

☑ 补充身体的能量营养 2——早、中、晚空腹或吃饭前 15 分钟，分别取微温活性好水服用益生菌营养品（3 粒）以及可消炎抗菌、强化人体免疫力的营养品。

☑ 自然阳光与运动是维持健康重要的元素——每天上午 11 点和下午 2 点在强阳光下各快步走 20 分钟，并且早晚勤做"养生调息运动"（参阅本书附录 8，扫码观看教学视频）。

内分泌系统保健

Q　长期疲惫，现已能正常睡眠，但仍有疲惫感，该如何让细胞恢复健康？

A　当身体中的毒素超过标准过多，精神及体力相对会变差，睡眠质量当然也不会好。要让身体的细胞恢复健康，就要先戒掉一切会带给身体毒素的食物：

　　🗙 煎、炸、炒、烤、烧的食物。

　　🗙 精制面粉做的食物，如面条、面包、馒头、蛋糕、饼干。

　　🗙 一切甜品、汽水、瓶装的饮料、糖果、巧克力、酒。

　　🗙 牛奶制品及一切用添加了激素及抗生素的饲料养大的动物的肉做成的食品。

　　当不再送进身体有毒素的食物与饮料后，接着就要将身体里的毒素排出体外。

◎ **改善疲惫感，恢复活力，这样做：**

　　☑ 喝营养蔬果汁排毒送养分——依照"清血毒全营养蔬果汁"的食材（详见附录3），再加入2包绞股蓝茶（七叶胆茶，打开茶包，只要茶叶），搅打一天要喝完的6杯蔬果汁，坚持喝9个月，并天天交替喝6～8杯纯水和活性好水，保持每天有3～4次大便，就能将体内的毒素排出，让细胞恢复健康活跃。

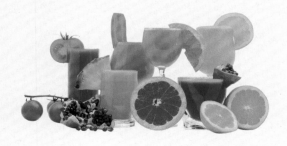

肌肉骨骼系统保健

手脚冰冷

Q 手脚冰冷，适合用生机饮食来改善吗?

A 生机饮食在食物方面最重要的一环就是能生吃的食物要尽量生吃。既然生吃，就避免不了吃到太冷、太寒、太凉的蔬菜水果，所以要特别小心，才能避免手脚冰冷的情形发生。但有时候吃了不适合自己血型的食物，例如 A 型血的人本来不适合吃肉类却特别喜欢吃肉类，这时候身体吸收不到养分，就会造成血虚、便秘、头晕及手脚冰冷的情况。既然已经有了手脚冰冷的情形，就要努力彻底地做以下事项:

☒ 不再吃香蕉、梨、西瓜、甜瓜、哈密瓜、木瓜、山竹、黄皮、豆浆、豆腐、绿豆、山药、天山莲、芽菜、菇类及白萝卜。

☒ 不再吃一切冰箱冰冷过的食物和饮品，如冰水、冰茶、冰冷的饮料。

☒ 不再吃一切牛奶制品，如牛奶、牛油、奶酪、冰淇淋、酸奶、奶茶。

☒ 尽量少吃精制面粉做的食物，如面条、面包、馒头、河粉、米粉、蛋糕、糕饼。

◎ **改善手脚冰冷，这样做:**

☑ 喝营养蔬果汁排毒送养分——依照"清血毒全营养蔬果汁"的食材（详见附录3），再加老姜、姜黄粉、黑胡椒粒，搅打一天要喝完的6杯蔬果汁饮用。

☑ 做冷热浴，提升免疫力，延缓衰老——每天做冷热浴（参阅附录12），能加速血液循环，使手脚变温暖，同时也可以增强免疫力及延缓衰老。

✓ 补充锌片，增强活力——每次 1 粒锌片（50 ~ 60 毫克），1 天 3 次，连服 7 天，之后改为隔天 1 粒锌片（50 毫克）作保健用。

✓ 足浴按摩——每天晚餐后 2 小时，用一盆很热的水加入多片老姜浸泡双脚。

✓ 补充身体的能量营养 1——每餐吃完后立刻用加了少许海盐的温的活性好水服用胃酸营养品、消化酶营养品、辅酶营养品，促进养分吸收。

✓ 补充身体的能量营养 2——每天早、中、晚空腹或吃饭前 30 分钟，分别取加了少许海盐的温活性好水服用益生菌营养品以及可调整神经系统、增强肾功能的营养品。

✓ 自然阳光与运动是维持人体健康的重要元素——每天上午 11 点左右和下午 2 点左右，在强阳光下各快步走 20 分钟，帮助流汗排毒，修补身体受损的细胞及增强免疫力。强阳光中的紫外线会让脑部制造出更多的血清素（Serotonin），而血清素又是制造多巴胺（Dopamine）和褪黑激素（Melatonin）的前体（Precursor）。多巴胺可以帮助消除焦虑、忧郁等消极情绪，褪黑激素可改善睡眠质量及防止掉发。

手脚冰冷适合吃的水果

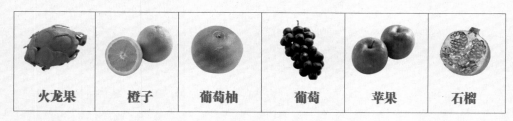

| 火龙果 | 橙子 | 葡萄柚 | 葡萄 | 苹果 | 石榴 |

手脚发麻

Q 手脚常发麻，可以通过饮食或运动按摩改善吗?

A 引起手脚发麻有很多原因，例如:

● 血管中的血糖高过正常值（未必有糖尿病）。

● 长期服用阿司匹林。

● 血液中的血小板过高。

● 血液循环不好。

● 甘油三酯过高。

● 血液过稠。

● 服用糖尿病药、降压药和降胆固醇药。

● 神经系统功能差。

◎ **停止致病的饮食:**

☒ 如果可以的话，先停止服用一切药物，尤其是阿司匹林（会引发内出血，让血小板升高，减缓血液循环，导致血太稠，引起手脚发麻）。

☒ 一切甜的东西，如精制面粉做的食品、汽水、糖水，以及一切含有酒精的饮料。

☒ 一切煎、炸、炒、烤、烧的食物。

☒ 一切用添加了激素及抗生素的饲料养大的动物的肉做成的食品。

◎ **改善手脚发麻，这样做:**

☑ 喝营养蔬果汁排毒送养分——依照"清血毒全营养蔬果汁"的食材（详

/179

见附录 3），再加两朵浸泡过的干黑木耳、一小瓣蒜头、一个朝天椒，搅打一天要喝完的 6 杯蔬果汁饮用。同时交替喝纯水和活性好水，每天最少 8 杯。

☑ 补充身体的能量营养 1——每餐吃到一半的时候，分别取温的活性好水服用胃酸营养品、消化酶营养品、辅酶营养品和清肝素营养品。

☑ 补充身体的能量营养 2——早、晚空腹或吃饭前半小时，分别取温的活性好水服用益生菌营养品、烟酰胺营养品、多巴胺、藜豆素营养品和可消炎抗菌、强化人体免疫力的营养品。

☑ 自然阳光与运动是维持人体健康的重要元素——每天上午 11 点左右和下午 2 点左右都要在强阳光下各快步走 20 分钟。每天有空时拍打手脚一两百下或更多下。

脊椎侧弯

Q 有脊椎侧弯问题，饮食方面需要注意什么？做调息运动能改善吗？

A 如果有脊椎侧弯，一定要寻找认证合格的整骨医师做矫正，以专业的手法操作会比较安全。但是矫正并非一两次可以完成，而是需要每周矫正两三次，持续做几个月时间，甚至超过一年才能纠正。在接受矫正期间，可以配合以下事项：

☑ 自然阳光与运动是维持人体健康的重要元素——在家做整套的"养生调息运动"（参阅本书附录 8，扫码观看教学视频），1 天 2 次。同时每天在强阳光下快步走 20 ~ 30 分钟，1 天 2 次（时间最好在上午 11 点左右和下午 2 点左右）。

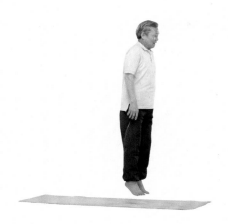

▲ 跳跃动作可促进淋巴系统循环，增强免疫力

☑ 注意坐姿，双脚平贴地面——坐的时候，双脚要平放在地面上，千万不要交叉叠脚，也不要靠背坐。

◎ **停止会致病的饮食：**

☒ 一切用添加了激素及抗生素的饲料养大的动物的肉做成的食品。

☒ 牛奶及牛奶制品。

☒ 醋（可以用柠檬汁代替）。

☒ 一切用精制面粉做成的食品。

☒ 一切煎、炸、炒、烤、烧的食物。

☒ 一切含有酒精的饮料、瓶装的饮料及汽水。

◎ **改善脊椎侧弯，这样做：**

☑ 喝营养蔬果汁排毒送养分——依照以下的"强化筋骨蔬果汁"作保健来喝，或者喝"脊椎侧弯保健蔬果汁"，天天喝，直到背部脊椎恢复正常，才可减为每天 3 杯作保健用。

强化筋骨蔬果汁

分量：1天6杯　　　口感：微酸带涩

功效：增加免疫力、精力，并强化骨骼及心脑功能，还能改善视力

■ 草莓有强化骨质的效果，还有疏通血管的功能。但其黑种子有催眠作用，建议适量食用（有失眠的人可多加些）。

材料

蔬菜：

· 红色甜菜根 / ½ 个　　　· 玉米（黄白皆可）/ ½ 根

· 胡萝卜 / 1 根

水果：

· 牛油果 / ½ 颗

· 柠檬 / ½ 颗

· 葡萄（任何颜色皆可）/ ½ 杯

· 草莓 / 1½ 杯

· 柳橙 / 1 个

配料

· 蒸馏水 / 2 杯

· 巴西利（洋香菜）/ ½ 杯

· 老姜 / 5 片

· 亚麻籽 / 2 小匙

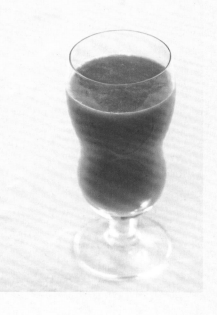

- 枸杞 / 2 大匙

做法

1. 所有食材洗净；甜菜根去除有泥土部分的皮切块；胡萝卜切块；生玉米削下玉米粒备用。

2. 牛油果去皮，不去籽；柠檬削去绿色表皮，保留白色纤维、果肉和籽；柳橙去外皮，保留白色纤维、果肉和籽。

3. 将蒸馏水倒入 3.5 匹马力的蔬果机内，再放入所有材料和配料，一同搅打成汁，即可饮用。

脊椎侧弯保健蔬果汁

材料

蔬菜：

- 大番茄 / 1 个
- 中型的红甜菜根 / 1 个
- 西芹 / 2 棵
- 粗芦笋 / 3 条
- 小叶菠菜 / 1 小把

水果：

- 猕猴桃（青色）/ 3 个
- 草莓（或黑莓）/ 6 粒

配料

香辛料：

- 老姜 / 6 片
- 姜黄粉 / ¼ 小匙

/183

- 香菜 / 3 根

- 巴西利（洋香菜）/ 3 枝

- 朝天椒 / ½ 颗

- 黑胡椒粒 / 10 粒

种子：

- 亚麻籽 / 1 大汤匙

- 白芝麻 / 1 大汤匙

营养补充品：

- 卵磷脂 / 1 大汤匙

- 蜂花粉 / 2 小匙

- 枸杞 / 2 大汤匙

- 硫酸锌营养品 / 用量需咨询了解自然医学的专业医师或营养师

- 甲状腺素胶囊 / 2 粒

- 辅酶营养品 / 3 粒（打开所有胶囊，只要粉）

好水：

- 纯水 / 1 杯

- 活性好水 / 1 杯

做法 & 饮用法

将全部蔬菜、香辛料、种子、水果、营养补充品（除了卵磷脂）、水放入高速蔬果汁中，盖好盖打两分半钟后，加入卵磷脂再搅打 10 秒钟，就有了 6 杯蔬果汁，分成 3 份，早上、中午、下午各喝 1 份。

痛风

Q 如何靠自然饮食来改善尿酸过高的情形?

A 如果要使尿酸下降,就要停止致病的饮食,例如:

✗ 少吃肉类、精制面粉做的食品,以及一切海鲜、蛋类和甜品,少吃一切煎、炸、炒、烤、烧的食物,也要少吃豆腐类和素鸡、素鸭等高蛋白的食物。因为这些食物都会增加肾脏的负担,使尿酸增高而引发痛风。

◎ **改善高尿酸,这样做:**

☑ 喝营养蔬果汁排毒送养分——可以将一杯洋香菜和半杯香菜切细碎后放入蔬果机,再放入 1 ~ 2 个青柠檬、几片姜和 2 杯纯水（或活性好水）打成汁,早上喝一半,下午喝一半,并同时取温的活性好水服用可调整神经系统及提升肾功能的营养品。

痛风患者禁吃的食物

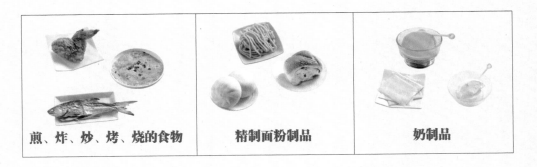

| 煎、炸、炒、烤、烧的食物 | 精制面粉制品 | 奶制品 |

坐骨神经痛

Q 左边有轻微坐骨神经痛，梨状肌轻微发炎，站久了或走久了小腿及大腿会麻酸痛，可通过饮食或运动改善吗？

A 左边坐骨神经痛说明左边的肾与卵巢，或者男士的前列腺有点儿问题。

◎ **停止致病的饮食：**

☒ 尽量不再吃一切用添加了激素及抗生素的饲料养大的动物的肉做成的食品。

☒ 尽量不再吃一切精制面粉做的食物。

☒ 尽量不再吃一切煎、炸、炒、烤、烧的食物及一切牛奶制品。

◎ **改善坐骨神经痛，这样做：**

☑ 喝营养蔬果汁排毒送养分——依照附录9"痛风个案参考"中介绍的饮食、生活、运动及营养计划来执行，并喝"应对肾脏衰竭的特别蔬果汁"（101页）。

☑ 对症按摩解病痛——将优质按摩油涂于双足踝后的卵巢反射区，用手关节用力按压2分钟，1天2次。

☑ 补充身体的能量营养——取一大杯加了少许海盐的温的活性好水服用烟酰胺营养品、多巴胺、藜豆素营养品以及可调整神经系统及增强肾功能的营养品。

☑ 神奇的腰部运动——

① 双手按在桌面上（桌面最好低过膝盖）；

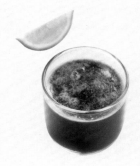

▲ 巴西利（洋香菜）、香菜、青椰子汁及好水搅打成的蔬果汁能增强肾脏机能

② 双腿往后伸直趴着;

③ 腰部往下压,再往上拱起来,连续做 15 至 20 下之后,恢复原来的预备动作;

④ 右腿向后伸直抬起来,用力震动十几至 20 下,连续做 4 ~ 5 次;

⑤ 再换左腿重复如上动作。

这项运动一天可以做多次,或感觉不太舒服时就做,将会看到奇效(我就是通过这样做改善腰部疼痛的)!

足底筋膜炎

Q 足底筋膜炎是什么原因引起的? 自然疗法有方法改善吗?

A 足底筋膜炎会带来脚跟的疼痛,尤其是早上刚睡醒将脚踏在地面上的那一刻,更是有剧痛的感觉,之后疼痛就会减轻。西医和自然医学有两个诊断说明:

● 西医学——认为过度做拉筋的运动,或长期保持一种姿势站立,又或长期坐着压到了脚部的神经,就会引起肌腱或筋膜的损伤,还有可能因为缺血而带来神经上的剧痛。

● 自然医学——认为足底跟部是生殖器官的反射区,疼痛程度的高低反映出生殖器官功能异常严重性的深浅。如果是女士,则子宫、卵巢可能已有或深或浅的功能变异;如果是男士,则可能前列腺、睾丸或肾脏出现功能异常。

◎ **改善足底筋膜炎,这样做:**

可以用旋转足踝部位的运动来减轻疼痛,改善症状:向左转 10 次,再向右转 10 次，然后上下摇动 10 下，一天可以多做几次。不过建议先找一位有经验的了解自然医学的专业医师来查明真正的病因，再进行相应调整，方为上策。西医诊疗一般是用止痛药或注射类固醇来治标，暂时止痛或减轻疼痛，无法治本。

 ## 皮肤 & 免疫系统保健

皮肤过敏、异位性皮肤炎

Q 皮肤过敏、异位性皮肤炎，如何通过饮食改善？

A 有皮肤问题或鼻过敏问题，都说明肺脏比较弱，肝脏的排毒功能也比较差。要解决这两个问题，就要从现在起不要再吃喝以前吃喝错的东西，以减少身体中的毒素。若要改善体质，那么要配合以下事项：

☒ 不再吃香蕉、梨、西瓜、甜瓜、哈密瓜、木瓜、山竹、柿子、豆浆、豆腐和一切冰冷的东西。

☒ 不再抽烟、喝酒，不再喝汽水、瓶装加糖的果汁及饮料、茶（人参茶除外）。

☒ 不再吃喝一切牛奶制品和含奶咖啡。

☒ 不再吃一切精制面粉做的食物，包括面条、面包、面线、意大利面、通心粉、米粉、河粉、冬粉、粉肠、蛋糕、糕饼、饼干、馒头和加糖的红豆沙、绿豆沙。

☒ 不再吃一切煎、炸、炒、烤、烧的东西，尤其是一切含花生的食品。

☒ 不再吃一切用添加了激素及抗生素的饲料养大的动物的肉做成的食品（罐头沙丁鱼除外）。

禁止吃喝上述的东西后，就要跟着做以下的事项来排出体内毒素并吸收养分。

◎ **改善皮肤过敏、异位性皮肤炎，这样做：**

☑ 喝营养蔬果汁排毒送养分——依照"清血毒全营养蔬果汁"的食材（详见附录 3）搅打每天要喝完的 6 杯蔬果汁，将体内的毒素排出体外，并提供足够的营养给身体来修补衰弱的部位，带来一个健康的身体。

☑ 每天排清宿便，维持肠道健康——每天保持有 3 ~ 4 次大便。如没有，可以服用无添加剂的纤维粉和椰子油。将纤维粉和椰子油（两者均由 1 汤匙逐渐增加分量）放入一大杯微温的活性好水（或纯水、燕麦奶、杏仁奶、坚果奶）中，混匀后立刻喝下去，早上 1 次，下午 1 次，并在一天内交替喝 6 ~ 8 杯的纯水和活性好水来促进排便。

☑ 做 4 天清胆结石及肝毒——在春季至入秋前 5 天的任何时间都可以用磷酸做 4 天肝胆排石净化来清胆石、清胆囊、清肝的胆管（胆囊割除的人也要做清肝和肝内的胆管）。看皮肤和鼻子过敏的改善情形，一年内可以隔月做 1 ~ 3 次。

☑ 补充身体的能量营养——取一大杯加了少许海盐的温的活性好水服用清肝素营养品、硫酸锌营养品（用量需咨询了解自然医学的专业医师或营养师）、辅酶营养品、益生菌营养品和可消炎抗菌、强化人体免疫力的营养品。最好空腹或吃饭前 20 分钟时吃，一天 3 次。

☑ 自然阳光与运动是维持人体健康的重要元素——每天上午 11 点左右和

下午 2 点左右，在强阳光下各快步走 30 分钟，并做
"357"深呼吸运动（详见附录 5）。

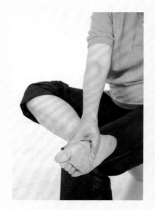

▲ 按压肝脏反射区

☑ 对症按摩——将优质按摩油涂于双足上肺脏和
肝脏的反射区，每处用双手大拇指用力按 2 分钟，1
天 2 次。

灰指甲

Q 灰指甲是什么原因引起的？自然疗法有方法改善吗？

A 灰指甲是由于吃了太多（煎、炸、炒、烤、烧的）肉类、炸花生、腰果和牛
奶制品（尤其是奶酪），使血液受到污染，或者是由于指甲感染真菌而引起的。
从自然医学的角度看，灰指甲代表血管有阻塞，可能会导致心脏病突发、脑卒中
或脑萎缩。

要治好灰指甲，首先就要完全不再吃上述食物（一点点都不可以）最少两年，
让身体有时间去代谢掉体内存在的毒素，并立刻实践生机饮食和喝营养蔬果汁，
这样可以让指甲早日恢复美观。

◎ **改善灰指甲，这样做：**

☑ 喝营养蔬果汁排毒送养分——要避免未来病症的发生，除了禁止吃喝上
述的东西，也要依照 127 页"净血降压蔬果汁"，每天喝 4 杯作保健用，或每
天喝 6 杯作治疗用。

干燥症

Ⓠ 干燥症应如何通过吃生机饮食来改善？

🅐 这是一种很难医治的病症，吃生机饮食需要很长的时间，要有恒心、耐心，才会有效。首先不能再吃喝以下的食物，例如：

☒ 一切煎、炸、炒、烤、烧的东西（只能吃水煮菜或生吃蔬菜）。

☒ 一切精制面粉做的东西 [只能吃未精制的五谷豆米饭（详见附录 4 ）]。

☒ 一切动物制品、糖果和甜品。

☒ 一切酒、汽水和瓶装的果汁饮料。

◎ **改善干燥症，这样做**：

☑ 每天排清宿便，维持肠道健康——每天要保持有 3 ~ 4 次大便。如没有，则服用无添加剂的纤维粉和纯椰子油。将纤维粉和纯椰子油（两者分别由 1 汤匙的量逐渐增加）放入一大杯的燕麦奶或椰子奶中，混匀后立刻喝下，早上和下午各 1 次。另外每天还要慢慢地交替喝 8 ~ 12 杯加了少许海盐的温的活性好水和椰子奶。

☑ 补充身体的能量营养 1——取一大杯加了少许海盐的温的活性好水服用清肝素营养品、辅酶营养品、烟酰胺营养品、多巴胺、藜豆素营养品和益生菌营养品。

☑ 补充身体的能量营养 2——每餐的蔬菜都要加大量的纯椰子油、牛油果，还要多吃蒸熟的南瓜和椰子奶。午餐和晚餐吃到一半时，都要取加了少许海盐的温的活性好水服用胃酸营养品、消化酶营养品和辅酶。

☑ 喝营养蔬果汁排毒送养分——依照"清血毒全营养蔬果汁"的食材（详

见附录3），再加硫酸锌营养品（用量需咨询了解自然医学的专业医师或营养师）、辅酶营养品、甲状腺素营养品、可调整神经系统及增强肾功能的营养品、绞股蓝茶（即七叶胆茶，三包，打开茶包，只要茶叶），搅打一天要全部喝完的6杯蔬果汁（凡是胶囊都要打开，只要粉）饮用。两个月后转为饮用治疗痛风的蔬果汁（参阅附录9），同时午餐和晚餐要喝天然清肾的蔬果汁（见下）。

☑ 对症按摩解病痛——将优质按摩油涂于双足的大脚趾和肾脏、膀胱的反射区，用双手的大拇指用力按压，每处各2分钟，痛的地方多压些时间，1天2次。按压后要慢慢地喝一大杯用温的活性好水冲的人参茶（详见附录4）。

清肾补肾蔬果汁

分量：1天6杯　　　**口感**：酸甜

材料

蔬菜：

- 大番茄 / 1 个
- 粗芦笋 / 7 根
- 海带 / ½ 杯
- 胡萝卜 / ½ 根
- 大甜菜根 / ½ 个
- 西芹 / 2 条

水果：

- 硬的青猕猴桃 / 2 个
- 蓝莓 / 1 杯

配料

香料：

- 连皮老姜 / 5 ~ 15 片
- 姜黄粉 / 1 小匙
- 小茴香粉 / 1 小匙
- 巴西利（洋香菜）切细压紧 / 1 杯（240 毫升的杯）
- 香菜切细压紧 / 1 杯

种子：

- 黑芝麻 / 3 大匙
- 火麻籽 / 3 大匙

营养补充品：

- 粉状 Q10（30mg）/ 10 粒
- 硫酸锌 / 5 粒
- 蜂花粉 / 2 小匙
- 枸杞 / 150 克

好水：

- 活性水 / 1 杯或 2 杯

做法

1. 所有食材洗净；番茄、胡萝卜切块；甜菜根去皮切块；西芹、芦笋切段，海带切细；猕猴桃去皮，切块，备用。

2. 将所有的蔬菜、水果、香料、种子、营养补充品（打开胶囊取粉）放入调理机，倒入活性水至半满，一同搅打成汁，打好共有 6 ~ 7 杯。喝前一定要加些青柠檬汁，用粗大吸管慢慢喝，每口细嚼 10 下再吞下。

建议饮用时间

早餐 2 杯，中晚餐前 1 小时各 1 杯，剩下的蔬果汁在晚上 6 点前喝完。

/193

类风湿性关节炎

Q 类风湿性关节炎如何通过饮食改善?

A 想要身体变好,就要下决心防止毒素"从口入",并赶紧把身体中的毒素排出去,接着再补充给细胞好的养分和植物生化素。想要做到这些,必须配合以下事项:

X 不再吃一切煎、炸、炒、烤、烧的食物。

X 不再吃一切精制面粉做的食品。

X 不再吃一切用添加了激素及抗生素的饲料养大的动物的肉做成的食品。

X 不再吃一切人工养殖的海产品及一切牛奶制品。

X 不再抽烟、喝酒,不再喝一切含有酒精的饮料、汽水、瓶装的饮料。

◎ **改善类风湿性关节炎,这样做**:

☑ 三餐饮食建议——只能吃未精制的五谷豆米饭(可以加稍微发芽的豆),吃前要加入纯橄子油或椰子奶。每天只能吃清蒸、水煮和全生的蔬果沙拉。天天都要喝 8 杯纯水和 3 杯活性好水。每周可以有 2 次午餐吃小罐装的加有橄榄油的罐头沙丁鱼。

☑ 每天排清宿便,维持肠道健康——每天都要有 3 ~ 4 次大便。如没有,将无添加剂的纤维粉加入植物奶饮品(豆浆、蔬果汁)中饮用。

☑ 做"四天清胆结石及肝毒"——由春季到入秋之前,每隔一个月用磷酸做 1 次"四天清胆结石及肝毒"(详见附录 7),连续做 3 次。

☑ 喝营养蔬果汁排毒送养分——依照"清血毒全营养蔬果汁"的食材(详

/194

见附录3），再加老姜、姜黄粉、黑胡椒粒（由5粒开始，逐渐增加到20粒）、绞股蓝茶（即七叶胆茶，1包，打开茶包，只要茶叶）、硫酸锌营养品（打开胶囊，只要粉），搅打一天要喝完的6杯蔬果汁。4个月后，再开始喝"强化筋骨蔬果汁"（参阅182页）。

植物奶

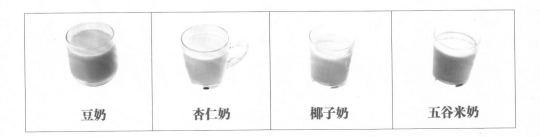

| 豆奶 | 杏仁奶 | 椰子奶 | 五谷米奶 |

红斑狼疮

Q 红斑狼疮患者该如何注意饮食?

A 红斑狼疮是因为身体内的毒素过多，使免疫和自愈系统过度运作而紊乱所致，所以也称为"自体免疫失常症"。西医只懂得用类固醇控制病情，结果一段时间后就会失效，甚至会导致死亡。病患要彻底放弃一切不应该吃喝的东西，才能战胜病魔。饮食建议如下：

🗶 绝对不再吃一切动物制品，包括肉、蛋、海鲜、牛奶制品。

🗶 绝对不再吃一切精制面粉做的东西。

🗶 绝对不再喝一切有酒精的饮料、汽水和瓶装的果汁饮料。

☒ 绝对不再吃一切煎、炸、炒、烤、烧的食物，最好吃全生的沙拉和发芽的豆，其次是吃水煮的蔬菜汤和五谷豆米饭（详见附录4）。

☒ 绝对不再吃豆浆、豆腐、香蕉、梨、西瓜、甜瓜、哈密瓜、木瓜、山竹。

☒ 绝对不能吃苜蓿芽和晒太阳（因为不能晒太阳会缺乏维生素 D_3，所以每天都要服 5000 国际单位维生素 D_3，冬天时每天要摄取 10000 国际单位）。

◎ **改善红斑狼疮，这样做：**

☑ 喝营养蔬果汁排毒送养分 1——立刻依照"清血毒全营养蔬果汁"的食材（详见附录3），再加入姜黄粉、黑胡椒粒、硫酸锌营养品（用量需咨询了解自然医学的专业医师或营养师）、辅酶营养品、甲状腺素营养品、可消炎抗菌强化人体免疫力的营养品、可调整神经系统及提升肾功能的营养品、绞股蓝茶（即七叶胆茶，3 包，打开茶包，只要茶叶），搅打一天要喝完的 6 杯蔬果汁（凡是胶囊都要打开，只要粉）来饮用。

☑ 喝营养蔬果汁排毒送养分 2——每天也要依照"应对肾脏衰竭的特别蔬果汁"（参阅101页）的食材，再加可调节神经系统及提升肾功能的营养品和一个带皮青柠檬打蔬果汁来喝。

☑ 饮用肉苁蓉灵芝养生茶——将肉苁蓉和灵芝以 1∶10 的比例放入汤锅中，加入 8 杯活性好水以大火煮沸，转中火续煮 2 小时后，装入保温瓶，早晚各喝半杯。每次喝完后，取一颗维生素 B_{12}，放在舌根让它慢慢溶解。

☑ 对症按摩解病痛——将优质按摩油涂于双足大脚趾和甲状腺与肾脏的反射区，用双手大拇指用力按压每处 2 分钟，1 天 2 次，按压后慢慢喝一大杯用活性好水泡的加了枸杞的吉林参茶。

☑早晚调养运动，增加活力，延缓衰老——每天在家做"养生调息运动"（参阅本书附录8，扫码观看养生调息运动教学视频），1天2次。

☑午晚餐饮食建议——午餐、晚餐都要先吃一碟生沙拉、海带、发芽的黑豆和红腰豆，并加老姜、姜黄粉、卵磷脂、黑胡椒粉、肉桂粉及纯椰子油、椰子奶，再吃加了上述香辛料及纯椰子油的五谷豆米饭（详见附录4）。

☑建议常吃3种水果——石榴、百香果、红覆盆子（raspberry，也叫树莓），要天天吃，对肾上腺有很大好处（因为红斑狼疮就是甲状腺与肾上腺不协调引发的）。

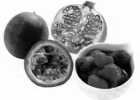

▲ 辅助肾上腺正常分泌，可吃石榴、百香果及红覆盆子

👁 眼科保健

视力模糊

Ⓠ 上了年纪，眼睛退化，视力模糊，该如何调整饮食或通过运动减缓症状？

Ⓐ 眼睛是肝的"代言人"，视力模糊即是肝脏功能衰退。最损害肝脏的有降胆固醇的药、降血压的药及治疗糖尿病的药。为了防止视力继续退化，就要立刻停止一切会伤害肝脏的药物、食物和行为，例如：

/197

☒ 要停止抽烟，不再喝酒、含有酒精的饮料、汽水。

☒ 不再喝一切瓶装加糖的茶和果汁饮料。

☒ 不再吃茄子。

☒ 不再吃一切用添加了激素及抗生素的饲料养大的动物的肉做成的食品，如肉、肉汤、腌卤肉，以及人工养殖的海产、牛奶制品，但每隔一天，可以吃一次加有橄榄油的罐头沙丁鱼。

☒ 不再吃一切精制面粉做的食品，每天最好吃用高粱米、糙米、薏仁米、燕麦米和小米，加入蒜头（但不能加葱）、姜、小茴香、香菜、纯水（或活性好水）煮的浓粥。吃之前，要加纯椰子油和枸杞。

◎ **改善视力模糊，这样做：**

☑ 饮用养生茶调理体质——先实践生机饮食几个月，血糖、血压和胆固醇如果恢复正常，就不要再服药了，同时每天要喝绿茶、花旗参和绞股蓝茶（即七叶胆茶）。

☑ 喝营养蔬果汁排毒送养分——依照"清血毒全营养蔬果汁"食材（详见附录3），加玉米、小叶菠菜，搅打成蔬果汁，每天要喝足6~7杯，直到情况得到改善后才可减为4杯作保健用。

☑ 补充身体的能量营养——在每餐吃到一半的时候，取温的活性好水服用补眼素（See Again）、辅酶营养品、胃酸营养品、消化酶营养品和清肝素营养品。

☑ 常做眼球运动——每天利用空闲时间做一做眼球运动，先左右移动10下，再上下移动10下。每天多次练习，可以放松眼压、改善视力。

妇科保健

经期

Q 长期痛经，可以通过食疗改善吗？

A 有很多女生在经期会出现明显的腹痛，严重者甚至都无法站立，只能躺在床上抱着肚子翻来覆去。要解决痛经，就要避免再吃喝以下的食物和饮料：

🗵 一切精制面粉做的食物，如甜品、白米饭、蛋糕、饼干；以及糖果、蜂蜜。

🗵 香蕉、梨、西瓜、甜瓜、哈密瓜、木瓜、豆浆、豆腐、豆干、豆花。

🗵 一切用添加了激素及抗生素的饲料养大的动物的肉做成的食品，以及牛奶制品。

🗵 一切煎、炸、炒、烤、烧的食物。

🗵 一切有酒精的饮料、汽水、冰水、茶水及瓶装的饮料。

◎ **改善经痛，这样做：**

☑ 喝营养蔬果汁排毒送养分——依照"清血毒全营养蔬果汁"的食材（详见附录3），再加老姜、姜黄粉、黑胡椒粒，搅打一天要喝完的6杯蔬果汁饮用。

☑ 对症按摩＋人参茶饮——将优质按摩油涂于双足的子宫、卵巢及乳房反射区，用手关节用力按压每处1分钟，1天2～3次。每次按压后都要慢慢喝一杯温的人参茶（吉林参或韩国茶）。

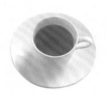

▲ 人参茶

☑ 足浴按摩——晚上吃完饭后两小时，用一盆很热的水加多片老姜浸泡双足，并用手按摩。

☑ 腹部按摩——每日睡前躺在床上时，将双手放于丹田（肚脐下），按顺时针方向画圆圈按摩，一开始画小圈，慢慢转为大圈，再由大圈慢慢转为小圈，每日做 50 次，做到小腹温暖再停。

☑ 补充身体的能量营养——取一大杯加了少许海盐的温的活性好水服用可调整血液循环和神经系统的营养品、烟酰胺营养品、多巴胺、藜豆素营养品和辅酶营养品。

☑ 自然阳光与运动是维持人体健康的重要元素——每天上午 11 点左右和下午 2 点左右，在强阳光下各快步走 20 分钟，帮助流汗排毒，修补身体受损的细胞及增强免疫力。强阳光中的紫外线会让脑部制造出更多的血清素（Serotonin），而血清素又是制造多巴胺（Dopamine）和褪黑激素（Melatonin）的前体（Precursor）。多巴胺可以帮助消除焦虑、忧郁等消极情绪，褪黑激素可改善睡眠质量及防止掉发。运动后慢慢喝一杯人参茶（详见附录 4）。

更年期

Q 42 岁，经期已停止 8 个月，是不是更年期提前？可通过饮食调理吗？

A 先回想一下自己是否在十一二岁时就已经有月经了，如果是的话，月经就会提前闭经。还有，常吃冰冷的食物、饮料、茶、冰淇淋、酸奶、香蕉、梨、西瓜、哈密瓜、甜瓜、木瓜、豆浆、豆腐等，都会使子宫过冷（你可以将手心放在肚脐下方，检查看看有没有冰冷的现象）及提前停经。若常吃含激素及抗生素的肉类及肉制品，也会干扰子宫，引起提前停经。所以要治好月经早停，就要停止再吃喝上述的东西，同时也要执行下列事项。

◎ **改善早期停经，这样做：**

☑ 对症按摩＋热茶饮——每天将优质按摩油涂于双足的子宫、卵巢及乳房反射区，用手关节用力按压每处 2 分钟，1 天 2 ～ 3 次。每次按压后都要慢慢喝一大杯用活性好水冲泡的吉林参茶（或韩国人参茶）。

☑ 喝营养蔬果汁排毒送养分——每天依照"清血毒全营养蔬果汁"的食材（详见附录 3），再加老姜、黑胡椒粒（由 5 粒逐渐增加分量直至手脚温暖），搅打一天要喝完的 6 杯蔬果汁饮用。

☑ 腹部按摩——每日睡前躺在床上时，将双手放于丹田（肚脐下），按顺时针方向画圆圈按摩，一开始画小圈，慢慢转为大圈，再由大圈慢慢转为小圈，如此每日做 50 次。

☑ 用天然褪黑激素助安眠——每天晚上睡前 30 分钟服用褪黑激素 5 粒（每粒 3 毫克），每周连续服 5 天停 2 天，直到月经来再停。

☑ 自然阳光与运动是维持人体健康的重要元素——每天在强阳光下快步走 30 分钟来促进身体吸收更多的维生素 D_3，并产生更多的血清素。在快步走时还要冥想，让血液顺畅地流进子宫及卵巢。

如果做了 4 个月还没有月经，那么就真的是到了更年期。

Ⓠ 正值 60 岁大关，应如何做饮食保健？是否要吃素？胆固醇一直居高不下，要如何以食疗替代药物维持正常？

Ⓐ 过了 60 岁想保健还不迟，但不一定要吃素，而是要吃符合自己血型的食物，（参阅附录 1），接着要将体内长期积累的毒素清除！要达到这个目标，请参考以下建议：

☑ 喝营养蔬果汁排毒送养分——依照"清血毒全营养蔬果汁"的食材（详见附录 3），再加两朵白背黑木耳（买干货回来后，用清水浸泡半小时再用）与 2 杯活性好水，搅打一天要喝完的 6 杯蔬果汁来饮用。

☑ 三餐饮食建议——早上 2 杯当作早餐，如果不够，1～2 小时后再喝一杯。午餐前一小时喝 1～2 杯，午餐尽量先吃一碟全生的沙拉加发芽的豆，吃完后才能吃用水煮熟的食物及极少量干净无污染的肉类。晚餐前 1 小时喝完剩下的蔬果汁，再吃五谷豆米饭（详见附录 4），晚餐一定要在 6 点半前吃完。

☑ 补充身体的能量营养——在早、午、晚餐吃到一半时，分别取温的活性好水服用胃酸营养品、消化酶营养品和辅酶营养品。

☑ 自然阳光与运动是维持人体健康的重要元素——每天在强阳光下快步走 30 分钟，9 个月后，将会感受到生机饮食的益处，不但胆固醇恢复正常，体形也会变瘦，脸色也会变好看！

☑ 吃适合自己血型的食物 + 做 4 天清胆结石及肝毒——所谓"家族遗传性高胆固醇"的观念是错误的，高胆固醇是由于家庭长期的不良饮食习惯导致的。只要吃适合自己血型的食物，保持每天有 3～4 次大便，并且每年做 1～2 次 4 天肝胆排石净化（详见附录 7）来排胆石、清胆囊、清肝，就能让胆固醇恢复正常（这里的胆固醇正常，不是总胆固醇指数不能超过 200，而是将总胆固醇数除以好的胆固醇数的结果不超过 4 ）。

胆固醇测量数值对照表

胆固醇	正常值（mg/dl）	边缘值（mg/dl）	不正常值（mg/dl）
总胆固醇 TC	低于 200	200 ~ 240	高于 240
好的（高密度）胆固醇 HDL-C	高于 45	35 ~ 45	低于 35
坏的（低密度）胆固醇 LDL-C	低于 130	130 ~ 160	高于 160
甘油三酯 TG	低于 200	200 ~ 400	高于 400

注：若是有心血管疾病史者，坏的（低密度）胆固醇 LDL-C，其数值应低于 100 mg/dl。资料来源：台湾地区卫生福利事务主管部门。

 妇科病症

Q 中医师诊断为虚寒体质，尤其白带过多，也适合长期喝蔬果汁吗？

A 如果中医师诊断为虚寒体质，同时又是白带过多的人，非常适合长期喝适合自己体质的蔬果汁，并实践生机饮食，同时也要调理好自己的体质和改善白带。

◎ **调理虚寒体质，这样做：**

🄍 不再吃或喝一切冰冷的食物、饮品。

🄍 不再吃一切豆芽（要吃发芽的豆）、大豆制品（如豆浆、豆腐、豆腐花、豆干，但可吃卵磷脂）和菇类。虽然这些都是很有营养的食物，但都是虚寒体质不能吃的。生机饮食必须等身体调理好了以后，才可少量吃，每周吃一两次没有问题，但现在不能吃。

☒ 不再吃一切蕉类、西瓜、甜瓜、哈密瓜、木瓜、山竹、阳桃、番石榴、冬瓜、丝瓜、佛手瓜。

☒ 不再吃一切精制面粉做的食品（如面条、面包、馒头、蛋糕、糕饼、饼干、白糖糕、河粉），尤其是冬粉、绿豆沙配糖水。

禁掉上述食物之后，就要做以下事项，将累积在体内的废物和毒素排出：

☑ 喝营养蔬果汁排毒送养分——每天依照"清血毒全营养蔬果汁"的食材（详见附录3），再加老姜（逐渐增加分量）、黑胡椒粒（由5粒逐渐增加分量直到手脚温暖）、甲状腺素营养品、辅酶营养品及硫酸锌营养品（用量需咨询了解自然医学的专业医师或营养师，凡是胶囊的营养品都要打开取粉），搅打一天要喝完的6杯蔬果汁饮用。

☑ 补充身体的能量营养——每餐吃到一半时，取加了少许海盐的温的活性好水服用胃酸营养品、消化酶营养品和辅酶营养品。

☑ 补充锌片，增强活力——早上和下午各服1粒锌片（50~60毫克），连续服用10天后，减为1天1次。服用锌片后放一粒维生素B_{12}在舌根下，让它慢慢溶化。

☑ 对症按摩解病痛——将优质按摩油涂于双足甲状腺的反射区，用大拇指用力按压每只脚2分钟，1天2次。

依照上述事项执行9个月到1年的生机饮食，就能让体质改变，恢复正常。

◎ **改善白带，这样做：**

妇女常会有白带，这是因为体虚容易受到细菌感染，所以要做以下事项：

☒ 不再吃一切精制面粉发酵做的食物。

☒ 不再吃一切甜品，包括蛋糕、糕饼、饼干、瓶装加糖的茶饮料、果汁或饮料。

☒ 不再吃一切用添加了激素及抗生素的饲料养大的动物的肉做成的食品，以及牛奶制品。

☒ 不再穿紧身裤，改穿裙子及棉制的三角裤。

☑ 补充身体的能量营养——每天早、中、晚空腹或吃饭前30分钟，分别取加了少许海盐的温的活性好水服用益生菌营养品和可消炎抗菌、强化人体免疫力的营养品。

☑ 对症按摩解病痛——将优质按摩油涂于双足上的膀胱及阴道的反射区，用大拇指用力按压每处2分钟，1天2次。

☑ 喝营养蔬果汁排毒送养分——可以依照"清血毒全营养蔬果汁"的食材（见附录3）搅打蔬果汁，每天喝6杯，就能将体内的毒素清除，让细胞恢复健康。

Q 子宫长肌瘤，该怎么调整饮食？

A 一般来说，子宫肌瘤大都是良性肿瘤，但不管是良性或恶性，只要一长，子宫肌瘤就已经将毒素和瘤的种子送到血管，使它们沿着血液到处流窜，寻找最适合的地方"生根"。有时子宫肌瘤的种子因为生存环境好（即得到的毒素比较多），反而演变成恶性的肿瘤。

子宫之所以会长肌瘤，是因为常吃精制面粉做的食品（如面条、面包、意大利面、通心粉、米粉、河粉、粉肠、冬粉、馒头、包子及白米饭）和甜品（如蛋糕、糕饼、饼干、奶油包、菠萝包、白糖糕、巧克力）。所以，若要子宫肌瘤停止生长，且不继续长出新的肌瘤，就要立即执行：

☒ 不再吃上述食品和甜品。

☒ 不再吃用添加了激素及抗生素的饲料养大的动物的肉做成的食品，以及奶制品和人工养殖的海产品，因为这些食物会加速肌瘤的生长。

☒ 不再吃一切煎、炸、炒、烤、烧的食物，因为这样烹调的食物会将良性肌瘤转变为恶性的癌肿瘤。

☒ 不再喝含有酒精的饮料、一切瓶装加糖的茶饮、果汁及汽水，因为这些会养活、养大肌瘤细胞。

◎ **改善子宫肌瘤，这样做：**

☑ 喝营养蔬果汁排毒送养分——依照"清血毒全营养蔬果汁"的食材（详见附录3），再加老姜（逐渐增加分量）、黑胡椒粒（由5粒开始逐渐增加分量至手脚温暖）、绞股蓝茶（即七叶胆茶，两包，打开茶包，只要茶叶）、硫酸锌营养品（用量需咨询了解自然医学的专业医师或营养师）、可帮助免疫系统将肿瘤硬块溶解掉的营养品、甲状腺素营养品及辅酶营养品（所有胶囊都要打开，只要粉），搅打一天要喝完的7杯蔬果汁，连续喝9个月后，再减为4杯作保健用。早餐至上午11点只喝蔬果汁，之后如果想再喝些热的蔬菜汤也是可以的。

☑ 午晚餐饮食建议——午餐、晚餐各先吃一碟用滚沸的热水氽烫1分钟的沙拉，沙拉中一定要有海带、紫甘蓝、番茄，并加上香辛料（如老姜、姜黄粉、肉桂粉、香菜）、纯椰子油、夏威夷核果油（Macadamia oil）和柠檬汁。吃完午餐沙拉后还不饱，可以再吃些用水煮熟的蔬菜或蔬菜汤，也要加香辛料，每周可以在午餐时吃两次罐头沙丁鱼。晚餐吃沙拉后还不饱，可以再吃少量的五谷豆米饭（详见附录4），也要加纯椰子油和香菜（晚餐一定要在6点半左右吃完）。

☑ 补充身体的能量营养——每餐吃到一半的时候，分别取温的活性好水服用胃酸营养品、消化酶营养品以及含有辅酶Q10的营养品（可以改善心脏功能）。

☑ 对症按摩解病痛——将优质按摩油涂于双足的子宫、卵巢和乳房反射区，用手关节用力上下推按每处各2分钟，1天2次。睡前躺在床上，将双手心放于丹田（即肚脐），用点儿力以顺时针方向由小圆圈慢慢转为大圆圈，再由大圆圈转为小圆圈，来回做50下。并在按摩时用意念不停地说："我的肌瘤缩小了，不见了！"

☑ 自然阳光与运动是维持人体健康的重要元素——每天上午11点左右和下午2点左右，在强阳光下各快步走20分钟，帮助流汗排毒，修补身体受损的细胞及增强免疫力。强阳光中的紫外线会让脑部制造出更多的血清素（Serotonin），而血清素又是制造多巴胺（Dopamine）和褪黑激素（Melatonin）的前体（Precursor）。多巴胺可以帮助消除焦虑、忧郁等消极情绪，褪黑激素可改善睡眠质量及防止掉发。

Q 乳房有钙化，应如何通过自然养生法来改善？

A 身体之所以会长肿瘤，是因为毒素积累太多。既然有了硬块肿瘤，西医只有通过穿刺切片才能知道是良性肿瘤还是恶性肿瘤。这样做除了会伤害肿瘤外，还可能会将原本是良性的瘤转变为恶性的，或使原本的恶性癌更容易转移到其他地方。

实际上不用穿刺切片，只要去医院抽血检验以下癌症标志物指数及相关标记指数（详见附录6）——CEA、AFP、HCG、CRP、TSH、LDH、ALP、AST、ALT、GGT、CA15.3、CA125、SCC，就能知道是恶性还是良性，同时也能很清楚地知道到底是不是原发性的。等检验程序完成之后，不用等结果，就要立刻实践生机饮食：

☒ 不要再喝牛奶及吃牛奶制品，也不要补钙，这是肿瘤钙化的其中一个原因。

☒ 不要再吃一切精制面粉做的食品，因为这些食品吃了会长瘤。

☒ 不要再喝一切含有酒精的饮料、瓶装加糖的饮料及汽水，因为这是养活癌细胞的粮食。

☒ 不要再吃一切用添加了激素及抗生素的饲料养大的动物的肉做成的食品，这会加速肿瘤的生长。

☒ 不要再吃一切煎、炸、炒、烤、烧的食物，这些会将良性肿瘤转变为恶性肿瘤。

停吃了上述有毒食物，就要立刻将体内的毒素排出体外：

◎ **改善乳房钙化，这样做：**

☑ 喝营养蔬果汁排毒送养分——每天依照"清血毒全营养蔬果汁"的食材（详见附录3），再加老姜（逐渐增加分量）、黑胡椒粒（由5粒逐渐增加分量到手脚都很温暖）、小叶菠菜（一小把），搅打一天要喝完的7杯蔬果汁，一直喝 9 个月，再抽血检验上述标记指数，然后仔细比较两次结果的异同。如果一切都已经正常，就可减为 3 杯作保健用；如果验血的结果有改善，但还没有达到自然医学的标准范围，就要继续喝下去，直到一切都正常为止。

☑ 早餐饮食建议——早餐至 11 点只喝蔬果汁。

☑ 午晚餐饮食建议——午餐及晚餐要各先吃一碟全生的蔬菜沙拉（一定要有西兰花和海带）。如果怕吃冷冰冰的生沙拉，可以用滚沸的热水先氽烫 1 分钟再吃。一定要加老姜、姜黄粉、肉桂粉、纯椰子油、百香果、草莓和柠檬汁混合好再吃，每一口都要细嚼 30~40 下再吞下。

吃完沙拉后，午餐可以再吃点用水煮熟的蔬菜，也要有西兰花、海带、香辛料和纯椰子油。每周可以有 2 次午餐时吃加有橄榄油的罐头沙丁鱼。晚餐可吃五谷豆米饭（详见附录 4），吃前也要加香辛料和纯椰子油。

☑ 补充身体的能量营养——每餐吃到一半的时候，取温的活性好水服用胃酸营养品、消化酶营养品、辅酶营养品。

☑ 每天排清宿便，维持肠道健康——每天保持有 3~4 次大便。如没有，可以买无添加剂的纤维粉和纯椰子油来吃。

☑ 自然阳光与运动是维持人体健康的重要元素——每天上午 11 点左右和下午 2 点左右，在强阳光下各快步走 20 分钟，帮助流汗排毒，修补身体受损的细胞及增强免疫力。强阳光中的紫外线会让脑部制造出更多的血清素（Serotonin），而血清素又是制造多巴胺（Dopamine）和褪黑激素（Melatonin）的前体（Precursor）。多巴胺可以帮助消除焦虑、忧郁等消极情绪，褪黑激素可改善睡眠质量及防止掉发。

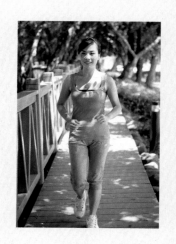

☑ 对症按摩解病痛——将优质按摩油涂于双足的乳房、子宫及卵巢的反射区，用手关节用力上下推按每处2分钟，1天2～3次。

☑ 做冷热浴，提高免疫力，延缓衰老——最好能暂时不戴文胸，并进行冷热浴（参阅附录12）。这样能加速血液循环，使手脚变温暖，同时也可以增强免疫力及延缓衰老。

9个月后将会有很好的改善，甚至痊愈，如果再加上信心、喜乐、善心、无求回报就更好了。

 怀孕

Q 想生宝宝，喝蔬果汁有助于调养身体及增大受孕概率吗？

A 结婚是男女双方一生的大事！因此男女在选择对象时，不要以外表作为标准，而是要理智地观察对方是否有不平衡的心态，例如常常发脾气、动不动就骂人、精神萎靡不振或不良的生活习惯，如抽烟、喝酒或赌博！

因为不平衡的心态容易给婚后夫妻带来口角、不和谐，也会影响孩子的心理成长！抽烟不但会给自己带来肺部疾病，给另一半增加精神上的负担、财政上的压力、患病的概率，也可能带给下一代一个不够健康的身体。喝酒则会带给自己肝病和头脑的问题，也会给家人造成身体上、精神上和经济上的负担，甚至可能导致下一代脑部发育不健全。染上赌博恶习更是会导致家庭破碎，还可能影响下一代也染上爱赌博的恶习！因而任何一方有其中一样不良心态或不良嗜好，都要严肃看待与改进！

另外，步入结婚礼堂之前，双方也要有先做全身健康检查的共识，不要等到结婚后发现身体异常，才要求对方做治疗，这样可避免双方届时有心结。

◎ **心态、饮食及生活习惯好，才会有健康的下一代。**

不正确的饮食、不良的生活习惯以及不平衡的心态，不但会带来各种慢性病，包括高血压、高胆固醇、高甘油三酯、糖尿病、心脏病、红斑狼疮、帕金森病、癌症、抑郁症、肾脏病、不孕症等，还有可能会破坏细胞，使细胞的基因变异，产下不健康宝宝！

千万不要迷信说是因为前世做了坏事，今世才会有不健康的孩子来惩罚自己！也千万不要相信是因为基因遗传才会有不健康的孩子！事实并非如此！这多半是饮食、生活和心态的不当，伤害了基因等因素导致的！

那么什么是正确的心态、饮食及生活习惯？简单地说，就是双方都要努力去实践《不一样的自然养生法》中提及的几个重点（如下），就有极大机会孕育健康聪明的宝宝！

① 首先要根据每个人的血型及生理时钟去吃对应的食物（请参阅附录1）。

② 要尽量不吃一切煎、炸、炒、烤、烧的食物；尽量少吃一切精加工及腌卤的食品；尽量不喝一切含有酒精、咖啡因及化学物质的饮料；尽量不吃一切用添加了激素及抗生素的饲料养大的动物的肉做成的食品。

③ 要远离抽烟、喝酒、赌博的不良生活习惯，要早睡早起，并天天在强阳光下做几十分钟的快步走，或在家中做"养生调息运动"（参阅本书附录8，扫

码观看养生调息运动教学视频）。

④ 要吃"清血毒全营养蔬果汁"（详见附录 3）及全生沙拉，将体内积累的毒素排出体外。

⑤ 要追求真善美，懂得去帮助别人。

⑥ 要常常用喜乐的心态、积极开放的态度去对待每一个人，也懂得凡事感恩！

如果愿意依照以上方法去实践，相信不但可远离一切慢性病，也会拥有健康宝宝！所以预备当准父母的夫妻们，应该在怀胎前 6 个月就开始喝蔬果汁，将体内的毒素排出，并修补受伤的基因（如父母近视、少年白发等），这样胎儿才会有一个好的内在环境来生长发育。

怀孕后才喝蔬果汁就无法改变生理上的缺点，但能防止孩子出现多动症、注意力不集中及自闭症。因此夫妻要一起先打造自身健康的体质，为孕育良好的下一代的基因做好准备：

◎ **怀孕期的饮食宜忌**：

☒ 避免吃一切煎、炸、炒、烤、烧的香脆食物。

☒ 尽量少看手机、电脑、电视，也尽量少使用微波炉。

☑ 每天都要保持有 3 ~ 4 次顺畅的大便。

☑ 每天多吃有机的粉制品、健康的甜品、蜂蜜、蜂王浆及甜西谷米、红豆汤等。

☑ 餐餐都要吃一点儿安全的有机肉类。

☑ 喝营养蔬果汁排毒送养分——每天早上至中午都要喝 6 杯"清血毒全营养蔬果汁"（详见附录 3），午餐及晚餐都要吃五谷豆米饭（详见附录 4）。

☑️ 食材选择安心吃——每天的食材都以自然生长（而非转基因）的各种蔬菜、完整的五谷米及稍发芽的各种豆类（除了黄豆）为主，动物蛋白质要选干净安全的肉类（很难保证是有机，目前只有罐头沙丁鱼较安全，要选加有橄榄油或盐水的沙丁鱼，不要买没骨没皮的沙丁鱼）。

☑️ 健康烹调美味吃——一切食材的烹调都要以清蒸、水煮、生吃为主。如果不喜欢冷冰冰的沙拉，可以用沸水汆烫 1 分钟后再吃。每种食物在吃之前都要加香辛料、纯椰子油、芝麻油、夏威夷核果油（或奇亚籽油）、纯橄榄油和柠檬汁。

☑️ 补充身体的能量营养 1——每餐吃到一半的时候，取温的活性好水服用胃酸营养品、消化酶营养品及辅酶营养品，确保准妈妈及胎儿得到足够的营养。

☑️ 补充身体的能量营养 2——早晚空腹或吃饭前半小时，分别取温的活性好水服用益生菌营养品及可消炎抗菌、强化人体免疫力的营养品来保证消化系统和免疫系统的安全。

☑️ 每餐吃完后，最好外出散步半小时。

 Dr. Tom Wu 健康教室

喝完早餐蔬果汁后及吃完午餐和晚餐后，男女两人除了一定要服胃酸素 3 粒、消化酶 3 粒及补肾素 3 粒外，男方还要每餐加服前列腺素 3 粒，女方也要每餐加服辅酶 3 粒。

男方添加前列腺素，可以让前列腺分泌更多的精液（Semen），因为精子需要有足够的精液，才能游向卵子以结合；而女方要补充辅酶，是因为卵巢细胞内的线粒体（Mitochondria）需要大量的辅酶，才能生产更多的能量，以制造成熟的卵子。

Q 如果想怀孕，必须在经前 1 个星期内行房，但是月经不准怎么办？

A 不要紧，只要在不准的月经来之前 10 天，睡前预备好一个温度计、一支笔和一张纸，放在床头，每天早上醒来躺在床上时，将温度计放入口中或腋下 10 分钟，将每天所测量到的温度记录在纸上。

当有一天所测量的温度比以前所测量的温度低半摄氏度至一摄氏度之间，就说明这一天你的卵子已经进入输卵管了，立刻在这一天或第二天内行房，就能成功怀孕。

Q 如何借由饮食、运动与按摩来提高受孕率？

A 如果男方可以正常房事，只是精子数量过少，女方每个月有正常的经期，没刻意避孕却也无法受孕的话，则参考以下方法及食谱去执行，可提升怀孕的概率！

◎ **不要再吃喝以下会降低怀孕概率的食物：**

☒ 一切冰箱里冰过的冰冷食物和饮料（如拿出来解冻，则必须等到温度如同室温才可以吃）及一切加有冰块的食物和饮料。

☒ 一切蕉类、梨、瓜类（包括西瓜、甜瓜、哈密瓜、香瓜、木瓜、丝瓜、苦瓜、黄瓜、西葫芦、大黄瓜）。

☒ 一切豆腐、豆花、豆浆、转基因黄豆、绿豆（黑豆除外，因为黑豆补元气，可以提升受孕概率）、豆芽、洋葱及一切菇类。

☒ 一切用添加了激素及抗生素的饲料养大的动物的相关制品。

☒ 一切精制面粉制品及一切甜品。

☒ 一切烟酒、汽水、瓶装含咖啡因的饮料及一切绿茶、红茶、黑茶、白茶。

☒ 一切煎、炸、炒、烤、烧、香脆的食物。

◎ **每天要做运动与按摩:**

☑ 自然阳光与运动是维持人体健康的重要元素——每天趁好天气在强阳光下做 20 分钟的快步走路运动,以及"养生调息运动"(参阅本书附录 8,扫码看教学视频)。

☑ 对症按摩助受孕——女士每天早上要用优质按摩油按摩双足子宫、卵巢、乳房的反射区和大脚趾,用手指关节用力上下按摩每处 2 分钟。男士每天早上要用优质按摩油按摩双足前列腺、睾丸反射区和大脚趾,用手指关节用力上下按摩每处 2 分钟。每天晚上先用加了硫酸镁(Epsom salt)的热水浸泡双脚,并用毛巾上下用力摩擦双脚的背部及双脚踝后部,直至全身微出汗后再擦干双脚,然后用按摩油如早上一样按摩双足。但请注意:一旦怀孕,则要停止泡脚及按摩脚。

☑ 热茶饮调养体质——按摩后一定要慢慢喝一大杯用活性好水泡的人参枸杞茶或当归红枣茶。

☑ 腹部按摩清宿便——每晚两人睡前躺在床上,将双手重叠放在肚脐处,用力按顺时针方向按摩,由肚脐的小圆圈渐渐扩大到腹部最外边的大圆圈,之后再由大圆圈慢慢转回到小圆圈。这样来回按摩直到腹部发热为止,以保证每天有 3 ~ 4 次顺畅的排便。怀孕后,女士还需要继续轻轻地如此按摩。

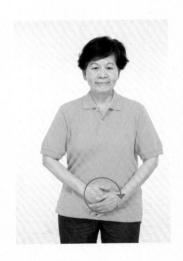

▲ 按摩腹部清宿便

◎ **要将以前因吃错喝错或由于紧张、压力产生的一切毒素排出体外:**

/215

☑ 热茶饮调理体质——每天交替着喝 10 杯活性好水及人参枸杞茶或当归红枣茶。

☑ 吃营养餐食排毒送养分——每天要喝 6 杯排毒的全营养蔬果汁，午餐和晚餐要各先吃一大碟全生沙拉，之后才能吃煮熟的五谷豆米饭（详见附录 4）和蔬菜或只吃五谷豆米饭。

☑ 补充身体的能量营养——每次早餐喝完蔬果汁后及午餐和晚餐后，男女双方都一定要取加了少许海盐的温的活性好水服用胃酸营养品、消化酶营养品和补肾素各 3 粒。男方还要每餐加服前列腺素 3 粒，女方也要每餐加服辅酶 3 粒。

排毒 3~6 个月后，一定要在月经来之前 1 个星期内行房，因为这是排卵期最高峰，是最容易受精怀孕的时间。还有一点很重要：每天要保持愉快的心情！

 Dr. Tom Wu 健康教室

美国超市卖的黑茶、白茶都是跟绿茶、红茶属同一科的很寒凉的饮料，而普洱茶会降低胆固醇。想怀孕的人需要胆固醇来制造激素，所以这些都不建议饮用。只有人参茶（详见附录 4）和冬虫草茶补元气，有利于怀孕。

儿科保健

Q 要如何调配适合婴幼儿喝的营养蔬果汁？

A 婴幼儿要喝营养蔬果汁，在喂母乳 6 个月后就可以执行了。

① 刚开始只选一种食材，例如将胡萝卜放入 3.5 匹马力的蔬果机，打出含有

丰富的植物生化素和营养的蔬果汁，用小匙一点儿一点儿放入婴幼儿的口中，让他慢慢吞下（千万不能急）。

② 五六天或一个星期后，在打好的胡萝卜汁内，添加补脑的卵磷脂后再打15 ~ 20 秒，让婴幼儿喝。

③ 一个星期后，再添加 1 种有益心脏的全红番茄打成汁来喝。

④ 再经一个星期后，在 3 种食材外再添加一种能补肾的猕猴桃打成汁给婴幼儿喝。

⑤ 再经一个星期后，在 4 种食材外再添加一种能补肝、补血、通便的小叶菠菜打成汁。

⑥ 再经一个星期后，在 5 种食材的基础上添加一点儿能保护胃的紫甘蓝打汁。

上述 6 种食材让婴儿喝两三个月后，减去 1 种，用 1 种新的食材来代替，如加芦笋来强化膀胱，或加西芹来强化骨骼，或用苹果代替猕猴桃来强化全身。

最好每个月以 1 种新的食材调换其中 1 种食材，直到差不多所有常吃的蔬菜水果都用过，让婴儿的免疫系统和自愈系统能慢慢分辨出到底是食物还是入侵的细菌病毒，这样才能预防婴儿在成长中出现感冒、发烧、发炎等。

请注意婴幼儿的蔬果汁尽量保持每次搅打只有 1 种水果，并最好每 2 天调换

 Dr. Tom Wu **健康教室**

　　紫甘蓝也叫紫甘蓝（Purple Cabbage），因为叶梗较硬，搅打要细致，不然吃了容易胀气。紫甘蓝能改善胃溃疡、胃酸过多，还能解肝毒、通胆囊、降低肝指数，肝炎及肝癌患者也可食用。

1 种，水果是否应季无须考虑。这样婴儿长大后，就不会因糖分过高而产生好动或不能专注读书等。

　　偶尔也可以加一点点老姜，轮流地再加姜黄粉、小茴香粉、迷迭香、百里番、肉桂粉、香菜、黑胡椒粒、鼠尾草，到最后再保持每次打蔬果汁都有 2~3 种香辛料。

　　这些香辛料对所以成长中的孩子都是很重要的，有平衡生冷、寒凉的作用，同时也有防病、治病、杀菌、灭病毒的作用。但要注意这一点：尽量不要给小孩多吃香蕉、梨、西瓜、甜瓜、哈密瓜。因为这些甜味水果会引来细菌及病毒侵犯婴幼儿。

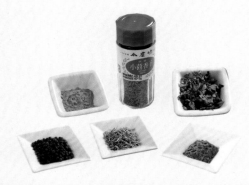

▲ 蔬果汁中添加香辛料，可平衡食材凉性，达到预防病毒的作用

Q　喝羊奶真的比牛奶好吗？婴幼儿也可以喝吗？

A　羊奶的营养成分比较接近母乳，所以比牛奶好，但有一点也要特别小心：如果买的羊奶来自吃饲料的羊，对婴幼儿就不太好了！

　　如果不能确定羊奶的来源，为了婴幼儿的健康成长，还是鼓励初为人母的女士喂母乳最少 6 个月，因为母乳中的很多营养成分，不是羊奶、牛奶能代替的。

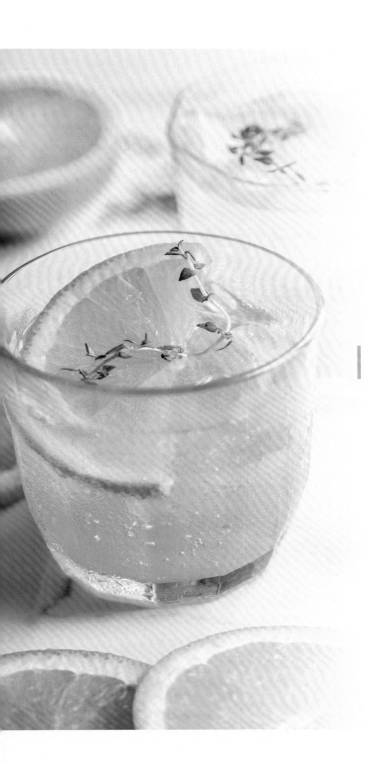

附录

附录 1 | 血型决定你的饮食与运动＆图解建议参考表

给 A 型血者的饮食建议

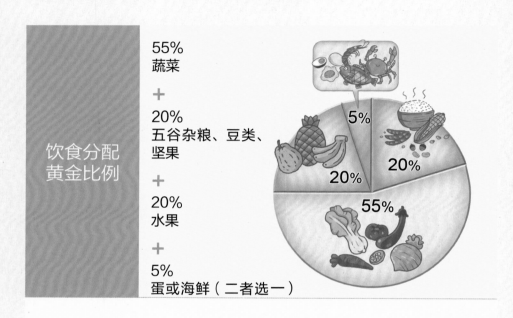

饮食分配黄金比例

55%
蔬菜

＋

20%
五谷杂粮、豆类、坚果

＋

20%
水果

＋

5%
蛋或海鲜（二者选一）

饮食注意事项

A 型血的人应该尽量避免食用奶类制品，以及减少食用以煎、炸、炒、烤、烧等方式制作的食品。如果天天吃大鱼大肉，必然会导致消化不良，妨碍器官的正常运作，还容易罹患血管栓塞、心脏病、脑瘤、脑卒中、便秘、皮肤病与癌症。

运动注意事项

除了饮食之外，A 型血的人也不适合做剧烈运动，建议选择瑜伽、气功、太极等运动，常常静坐、祈祷、冥想，使心静气和，借此来保健身心。

给 O 型血者的饮食建议

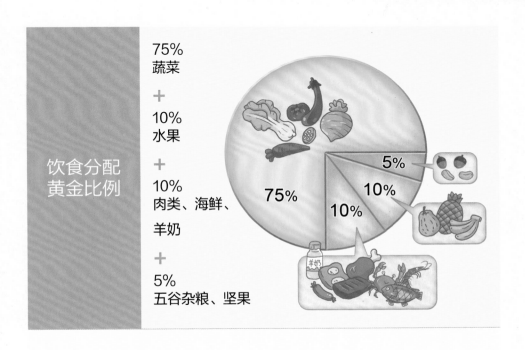

饮食分配
黄金比例

75%
蔬菜

+

10%
水果

+

10%
肉类、海鲜、

羊奶

+

5%
五谷杂粮、坚果

饮食注意事项

在饮食方面，O 型血的人平常需吃少量肉类。如果长期吃全素，身体没有办法吸收到免疫和自愈系统所需的完整营养，反而容易生病。

运动注意事项

至于运动方面，建议选择适合个人喜好的剧烈运动，像踢足球、快走、百米短跑等。

给 B 型血者的饮食建议

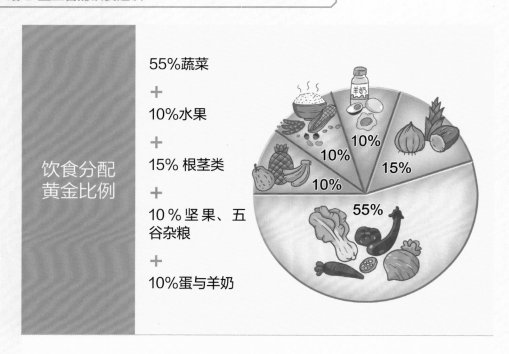

饮食分配黄金比例

55%蔬菜 + 10%水果 + 15% 根茎类 + 10 % 坚果、五谷杂粮 + 10%蛋与羊奶

饮食注意事项

依上图即可。

运动注意事项

在运动方面，建议采取中度运动，例如每天快步走30分钟，就很不错。

给 AB 型血者的饮食建议

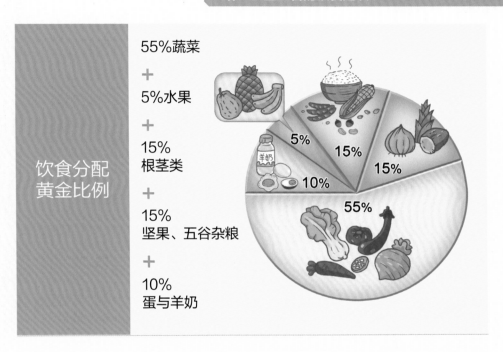

饮食分配
黄金比例

55%蔬菜

+

5%水果

+

15%
根茎类

+

15%
坚果、五谷杂粮

+

10%
蛋与羊奶

据统计，AB 型血的人比较容易罹患的疾病包括患脓毒性感染、急性呼吸道疾病、病毒性肝炎和糖尿病等。且根据统计，AB 型血的人患精神分裂症的比例比其他血型的人高出 3 倍多，但罹患结核病、妊娠贫血的比例比其他血型的人低很多。

饮食注意事项

AB 型血的人食谱需个别设计，大体上可参照 B 型血者的饮食比例。

附录 2 │ 制作"不一样的蔬果汁"常用食材处理秘诀&分解动作图

食材	处理方式	食材	处理方式
红色甜菜根	只需切除不干净或破损的表皮	枸杞	冲洗干净
胡萝卜	不去皮，切块	发芽豆类	冲洗干净
白萝卜	可不去皮，切块	梨	连皮切块
生玉米	削下玉米粒	凤梨（菠萝）	去皮，不去心，切块
地瓜	不去皮，切块	柠檬	洗净后，削去绿色表皮，保留白色的纤维和果肉部分，切成块状，不用去籽
西芹	不去皮，切块		
芦笋	切段		
番茄	去蒂，切块		
苦瓜	保留少量籽，切块	牛油果	去皮，不去籽，切块
大黄瓜	留皮及籽，切块	木瓜	洗净，留皮和少量的籽，切块
小黄瓜	不去皮，切块		
西兰花	不去茎，切块	猕猴桃	去皮，切块
紫甘蓝	切小块	火龙果	去皮，切半
红包心菜	切块状	苹果	不去皮，不去心，切块
嫩菠菜叶	切段	麝香红葡萄	不去皮，也不去籽
甜菜叶	切段	葡萄柚	不去皮，也不去籽
香菜	切段	石榴	削去外皮，保留白色纤维和果肉部分，籽也要保留
巴西利（洋香菜）	切段	小番茄	保留籽及白色的部分，不去皮，切块

步骤 1

先将食材清洗干净，切细或切小块

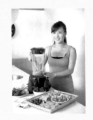

步骤 2

将质地软的食材放下层，质地硬的食材放上层，倒入 2 杯半干净的好水后，取盖子盖紧

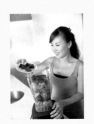

步骤 3

一手轻压盖子，一手启动开关键

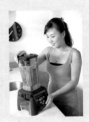

步骤 4

接着按住打碎键 40秒后，再按低速键10 秒

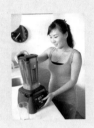

步骤 5

再按高速键约 60秒，再按低速键 10秒，然后停止

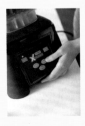

步骤 6

打开盖子，加入卵磷脂、蜂花粉、海盐等材料，再盖上盖

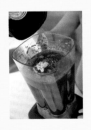

步骤 7

按低速键 10 秒，再按高速键约 10秒，然后停止

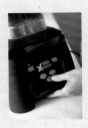

步骤 8

打开盖子，即可饮用

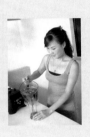

附录 3 │ 动手做 "清血毒全营养蔬果汁"

清血毒全营养蔬果汁

■ **分量**：1 天 6 ~ 7 杯　　**口感**：甜中带酸

材料

蔬菜：

全红大番茄 2 个、胡萝卜 2 根、中型或大型甜菜根 1 个、西芹 1 棵、芦笋 5 根、海带 ½ 杯（生的海带结或昆布）、紫高丽菜 1 大片（或菠菜叶 7 ~ 8 片）。

水果：

狝猴桃 2 个、有籽麝香红葡萄（即最大的粉红有籽葡萄，其他任何有籽的葡萄亦可）10 ~ 15 粒、蓝莓 ½ 杯（或覆盆子 ½ 杯）。

香料：

香菜 3 ~ 5 小根、巴西利（洋香菜）3 小枝、带皮老姜片 5 片、姜黄粉 1 小匙、小茴香粉 ½ 小匙、九层塔 3 叶、迷迭香少许、香茅少许（如没有可免）。

种子：

亚麻籽 2 小匙、黑芝麻（或白芝麻）4 小匙（如果有咳嗽、血癌、低血压，一定要加黑胡椒粒，至少由 5 粒开始，逐渐加到二十几粒）。

好水：

活性好水 2 ~ 2½ 杯。

营养保健品：

卵磷脂 2 小匙、蜂花粉 2 小匙、绿藻 20 粒。

做法

1. 将所有需要预先清洗的材料洗净备用。

2. 大番茄、胡萝卜切块状；甜菜根去皮切块；西芹、芦笋切段；紫高丽菜切丝；
    甜菜根、猕猴桃削去外皮后切小块。

3. 将活性好水与所有的蔬菜、水果、香料以及 20 粒绿藻一同用 3.5 匹强马力蔬果
    机高速搅打 2 分钟成汁，打开盖子，加入卵磷脂 2 小匙、蜂花粉 2 小匙，再用
    高速打约 30 秒，即可饮用。

 Dr. Tom Wu 健康小叮咛

打蔬果汁时，蔬菜和水果都要先切细或切小块，质地软的蔬果放在料理机的杯子底部，质地硬的蔬果放在上层，这样可以搅拌得更顺畅更均匀，并可保护机器。

○这份蔬果汁打好后，早上喝 2 ～ 3 杯（每杯 240ml）当早餐，午餐和晚餐前 1 小时再喝 1 ～ 2 杯，其余蔬果汁则任何时间都可以喝。总之，一天要喝完 6 ～ 7 杯的蔬果汁。

○最好用吸管将蔬果汁吸进口中，并慢慢细嚼 10 下再吞下去。虽然蔬果汁已打得绵密如冰淇淋般细滑，但一切食物都要在口中慢慢同津液（含有大量的淀粉酶）混合后再一起吞下，才有利于消化及营养的吸收。

○这 6 ～ 7 杯蔬果汁会将血液中的毒素排到肾脏再流出体外，或是排到肺脏再化为毒气吐出，或者排到大肠随粪便排出。这 6 ～ 7 杯蔬果汁也含有丰富的植物生化素，能供给免疫和自愈系统优质的养分，让它们能正常运作。

○如果喝后有想呕吐的感觉，那是种子和卵磷脂的分量过高所致！可以先不放种子和卵磷脂，喝一个星期之后，再由 ¼ 茶匙开始，逐渐增加到合适的分量。另外，如果有这种现象，也说明要做 4 天的排胆石了（请参阅附录 7）！因为没有胆汁来分解种子的油，才会有反胃的现象。

○每天还要喝至少 5 杯活性好水（活性的矿物质水）和 3 杯纯水，好让体内积累的毒素更容易由尿液排出体外。

附录4 | 动手做新鲜的生菜沙拉 + 五谷豆米饭 + 人参茶

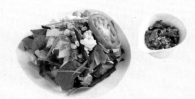

新鲜的生菜沙拉

材料

蔬菜：

番茄1个（切片）、胡萝卜1根（切丝）、小型的红色甜菜根1个（切丝）、绿色（或红色）苜蓿芽1小把、稍微发芽的各种豆类适量、玉米粒适量、嫩菠菜适量、花菜（或各类生菜）适量。

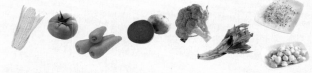

香辛料：

姜丝、蒜蓉、切碎的九层塔、香菜、薄荷叶各适量。

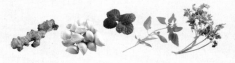

种子、营养补充品：

芝麻粉1小匙、亚麻籽粉1小匙、卵磷脂2小匙、蜂花粉2小匙、海盐水¼小匙（或有机酱油）、枸杞3大匙。

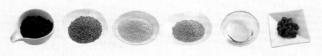

调味料：

柠檬2个挤汁（或用有机苹果醋代替）、橄榄油2~3小匙、椰子油（标签注明"中链甘油三酯"，即"MCT OIL"）2汤匙。

做法

将除了调味料之外的所有材料混合在一起拌匀，再将柠檬汁淋在上面，最后淋上橄榄油及椰子油。

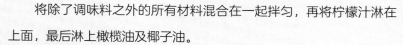

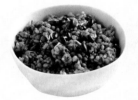

五谷豆米饭

材料 1

五谷米（或十谷米）1 杯、发芽豆类 ½ 杯、姜丝愈多愈好、蒜头 6 ~ 7 粒、切碎的海带（或海藻）适量、姜黄粉 1 ~ 2 小匙、活性好水 1½ ~ 2 杯。

材料 2

香菜、巴西利（洋香菜）、枸杞、芝麻粉、亚麻籽粉、九层塔、薄荷叶、椰子油、石榴油各少许。

做法

1. 将五谷米用清水洗净倒入锅中，再倒入活性好水。

2. 蒜头（剥膜）整瓣；香菜切碎；巴西利（洋香菜）切碎。

3. 将姜丝、蒜头、切碎的海带、姜黄粉、稍微发芽的豆混合均匀，放入煮锅中煮 5 ~ 10 分钟，打开锅盖拌匀，续焖约 10 分钟，即可食用。

4. 食用前，可再加材料 2 以增加风味。

人参茶

材料

吉林参粉（韩国参粉、西洋参粉皆可）1 汤匙、枸杞 2 汤匙、甘草 5 片、活性好水 3 杯（750 毫升）。

做法

将滚沸的活性好水倒入保温杯中，再放入吉林参、枸杞及甘草，盖好焖半小时即可饮用。每次半杯或 1 杯，1 天喝 3 杯。

附录 5 | 跟着做 "快步走" & "357" 深呼吸运动

我们每天要尽量运动 20 ~ 30 分钟，可以做任何喜欢的运动，快步走是最安全、最经济的运动之一，可以改善血液循环，使毒素由皮肤排出。

阳光是人类及一切动植物生命的源泉，也是红外线和紫外线的根基。早上太阳刚升上来以及黄昏太阳即将西下时，是太阳发出红外线最强的时候，可激发自愈系统修补被破坏的细胞，此时最适宜花半小时去散步或做些温和的运动。中午是阳光发出最强紫外线的时候，此时可在强阳光下快步走 20 ~ 30 分钟，激发免疫系统强化身体军队消灭坏菌和病毒的攻击力。身体的能量靠着大自然的环境，就能达到平衡与和谐。

快步走时，可以快乐地快走 5 分钟，然后坐 5 分钟。快走可以增强身体免疫系统的攻击能力，坐下来休息则可以增强身体的自愈修补功能。

快步走路的方法是，先快步走 2 分钟，接着急速走 30 秒，再做 2 分钟的快步走后，再做 30 秒的急速走。如此在强阳光下走 20~30 分钟（不算坐的时间），不但血液循环会加速，心脏及肌肉也有时间做收缩和放松的工作，使得肾上腺产生能疏解紧张的激素，带来身、心、灵整体的和谐，并增强免疫系统和自愈系统的功能。

癌症病患做快步走时，最好这样做：快走 5 分钟来加强免疫系统功能，再坐 5 分钟来强化自愈系统功能，如此在强阳光下走 20 分钟（不算坐的时间），1 天 2 次。

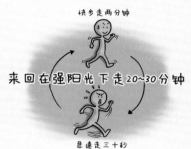

快步走两分钟

来回在强阳光下走20~30分钟

急速走三十秒

"357"深呼吸运动站着做或坐着做皆可。做法是快速吸入空气，用 3 秒钟的时间使空气从肺部至丹田，然后闭气 5 秒钟，之后再用约 7 秒钟的时间慢慢吐出来，好让肺细胞有时间吸取充足的氧气及有时间将毒素借由肺部排出。每次吐吸 9 下，一天尽量做 5～10 次，若能 1～2 小时做一次则更佳。

深吸气后闭气时，要用意念让氧气充满整个肺脏，特别要将氧气送到肺脏有问题的地方，并用意念将毒素由肺部有问题的地方排出来，并且向有问题的细胞微笑，欢迎它们变回正常的细胞，欢迎它们回到大家庭，用爱感化它们，让它们回归正道！

每次做完冥想后，怀着愉快的心情大笑 50～60 声，让有问题的细胞知道你是真心欢迎它们回来与大家和平相处。

最好在空气新鲜的地方做运动，例如阳台、公园、海边等。

肺癌病患最好做"357"快步走路运动，即：一面快步走，一面用 3 秒钟的时间深吸气入肺，闭气 5 秒钟，之后用 7 秒钟的时间慢慢吐出废气。如此在强阳光下走 20 分钟，最好在上午 11 点左右和下午 2 点左右，1 天 2 次。

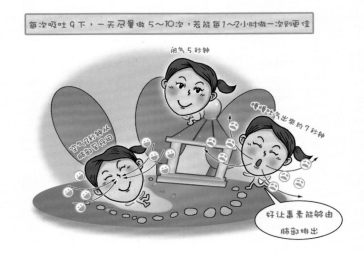

每次吸吐 9 下，一天尽量做 5～10次，若能每 1～2 小时做一次则更佳

闭气 5 秒钟

空气 3 秒钟从肺部至丹田

将废气吐出来约 7 秒钟

好让毒素能够由肺部排出

/231

附录 6 | 癌症筛检指标（Cancer Markers）参考

医生可通过抽血检验癌症标志物的指数，判断病人体内有无癌细胞。这种方法虽然不能知道癌细胞的准确位置，但病人知道以前患癌的位置，经由抽血检验就知道原来的位置还有没有癌细胞，或有没有向其他地方扩散。

病人可以在实践生机饮食之前向医生提出要求做所有相关的癌症标记筛检，待改善饮食及修正生活习惯 9 个月之后，再做同样的癌症标志物指数检验。结果出来后比较一下，如果所得的数值在参考范围（Reference Range）内（例如参考范围为 0 ~ 35），就还要继续喝蔬果汁和尽量吃全生的沙拉，直到所验出的癌症标记筛检指数达到参考范围内的最低数字（如 0 或 0.5 以下）。如果验出的指数是 10，在正常的参考范围内（譬如参考范围是 0 ~ 35），这只是代表癌细胞受到控制，但还是有活跃的癌细胞！只有所得的数值在 0.5 以下或是 0，才代表真正脱离癌症，完全没有癌细胞。因此，不要认为"癌症指数都在正常的参考范围内，就是正常，就是没问题"，一定要等到指数在正常参考范围内的最低数值才能放心！

这也是预防癌肿瘤复发很好的办法，因为在 CT 扫描还没有发现硬块时，通过癌症标记筛检就可知道指数的高低，虽然还在正常参考范围内的高数值，但只要立刻采取防范措施，就可能遏阻癌症的发生！建议每个人在做年度体检时，主动请求医生做这类癌症标记以及肝标记和甲状腺 TSH 指数的检查，才能真正防癌！

检验血液常见的癌症标志物参考

项目名称	相关疾病参考
癌症标志物	
CEA 癌胚抗原 Carcinoembryonic Antigen	体内有活跃癌细胞，包括直肠癌、乳腺癌、肝癌、肺癌、胰腺癌及体内任何地方的癌变
AFP 甲胎蛋白 Alpha Fetoprotein	肝癌、睾丸癌、乳腺癌、肺癌及体内任何地方的癌变
HCG 人绒毛膜促性腺激素 Human Chorionic Gonadotropin	睾丸癌、前列腺癌、卵巢癌、肺癌、子宫癌及体内任何地方的癌变
CRP C 反应蛋白 C-Reactive Protein	细胞发炎、心脏病、关节炎、癌症
TSH 促甲状腺激素 Thyroid Stimulating Hormone	甲状腺功能、免疫功能、体毒的高低
LDH 乳酸脱氢酶 Lactate Dehydrogenase	肝功能异常、体内有恶性癌细胞
ALP 碱性磷酸酶 Alkaline Phosphatase	肝功能异常、骨髓有异常、骨癌、血液呈现过度酸性
肝脏	
AST (S-GOT) 谷草转氨酶 Aspartate Aminotransferase	肝功能
ALT (S-GPT) 谷丙转氨酶 Alanine Aminotransferase	肝功能
GGT 谷氨酰转肽酶 Gamma Glutamyl Transferase	酒精性肝炎、药物性肝炎、肝脏中毒的轻重
HBsAg 乙型肝炎病毒表面抗原 HBV Surface Antigen	体内有乙型肝炎病毒

项目名称	相关疾病参考
肺及生殖器官等	
CA15.3 癌抗原 15.3 Cancer Antigen 15.3	乳腺癌、肺癌、肠胃癌
CA125 癌抗原 125 Cancer Antigen 125	卵巢癌、子宫癌、肺癌
HE4 人附睾分泌蛋白 4 Human Epididymal Protein 4	卵巢癌、子宫癌、前列腺癌、睾丸癌或任何生殖器官的癌变
SCC 鳞状细胞癌 Squamous Cell Carcinoma	宫颈癌、食道癌、脑癌、头颈癌
（男）PSA 前列腺特异抗原 Prostatic Specific Antigen	前列腺癌、前列腺肥大
肠胃及胰腺等	
CA19.9 癌抗原 19.9 Cancer Antigen 19.9	消化系统癌，如胰腺癌、胆囊癌、大肠癌、肝癌、胃癌、肺癌
CA72.4 癌抗原 72.4 Cancer Antigen 72.4	消化系统癌、胰腺癌、胃癌、肠癌
CA50 癌抗原 50 Cancer Antigen 50	胃癌
呼吸器官等	
NSE 神经元特异性烯醇化酶 Neuron Specific Enolase	肺癌
Cyfra21.1 细胞角蛋白 Cytokeratin Fragments 21.1	肺癌、膀胱癌、头颈癌、乳腺癌
EB-Ig A EB 病毒 IgA 抗原 EBVirus IgA	鼻窦癌、鼻咽癌

用正统的抽血筛检以下标记指数，可提前 5 ～ 15 年预知癌细胞的存在及起因：
第一组 | 预知癌的存在：CEA、AFP、HCG。
第二组 | 预知癌的起因：TSH、CRP、LDH、GGT、ALP。

	检查项目	检查结果	西医与自然疗法 正常标准值参考
预知癌的存在	CEA （癌胚抗原）	预知全身任何地方是否已经有癌细胞	西医的正常参考范围为 0 ~ 5； 自然疗法的正常范围为 0 ~ 0.5， 最高不能超过 0.5
	AFP （甲胎蛋白）	预知全身任何地方是否已经有癌细胞	西医的正常参考范围是 0 ~ 6.6； 自然疗法的正常范围是 0 ~ 0.5， 最高不能超过 0.5
	HCG （人绒毛膜促性腺激素）	身体一有癌细胞就会出现	西医的正常参考范围是 <5； 自然疗法的正常范围是阴性，最高是 0
预知癌的起因	TSH （促甲状腺激素）	预知免疫系统功能的高低	西医的正常范围是 0.4 ~ 4.9； 自然疗法的正常范围是 1.2 ~ 1.8
	CRP （C 反应蛋白）	预知细胞是否发炎	西医的正常值是 <5； 自然疗法是的正常范围是阴性，最高是 0
	LDH （乳酸脱氢酶）	预知癌细胞是否已经恶化	西医的正常范围是 120 ~ 235； 自然疗法的正常范围是 110 ~ 120
	GGT （谷氨酰转肽酶）	预知肝脏毒素高低	西医的正常范围是 9 ~ 36； 自然疗法的正常范围是 3 ~ 7
	ALP （碱性磷酸酶）	预知血液的酸度	西医的正常范围 40 ~ 150； 自然疗法的正常范围是 30 ~ 40

附录 7 ｜ 完全解析 "四天排胆石，净化胆囊与肝脏" 的方法

第一天

材料

① 有机苹果汁 1 罐（1000 毫升）

② 磷酸 Super Phos 30 10 毫升（约 90 滴）

准备动作

早上先将 10 毫升磷酸 Super Phos 30 滴入一罐有机苹果汁内摇匀。

执行方法

在一天内分 4 次喝完，每次喝 250 毫升。

饮食叮咛

三餐只能吃生鲜的蔬菜、水果沙拉，或是烫青菜、蔬菜汤，并且要多喝好水。

※ 苹果汁混合磷酸 Super Phos 30（没有任何的异味）会将你的胆囊和胆石软化，不会有任何不舒服的症状发生，所以可以维持日常的作息生活。

第二天

材料

① 有机苹果汁 1 罐（1000 毫升）

② 磷酸 Super Phos 30 10 毫升（约 90 滴）

准备动作

早上先将 10 毫升磷酸 Super Phos 30 滴入一罐有机苹果汁内摇匀。

执行方法

在一天内分 4 次喝完，每次喝 250 毫升。

饮食叮咛

三餐只能吃生鲜的蔬菜、水果沙拉，或是烫青菜、蔬菜汤，并且要多喝好水。

※ 苹果汁混合磷酸 Super Phos 30 会将你的胆囊和胆石软化，不会有任何不舒服的

症状发生，所以可以维持日常的作息生活。

第三天

材料

① 有机苹果汁 1 罐（1000 毫升）　② 磷酸 Super Phos 30 10 毫升 （约 90 滴）

③ 硫酸镁 1 大匙（Magnesium Sulfate，俗称泻盐）

④ 冷压初榨橄榄油 240 毫升　⑤ 大的绿色柠檬 3 个（或有机柠檬汁）

⑥ 纤维粉 2 大匙　⑦ 芝麻粉 3 大匙　⑧ 卵磷脂 1 大匙

准备动作

上午 9：00

先将 10 毫升磷酸 Super Phos 30 滴入一罐有机苹果汁内摇匀。

下午 4：00 ~ 5：00 左右

将硫酸镁（泻盐）放入 1 杯（240 毫升）微温的好水中，搅拌到硫酸镁全部溶解。

晚上 9：00

将 3 个柠檬的外皮捏软后，挤出柠檬汁（去籽），倒入蔬果机内，再放入 240 毫升

的冷压初榨橄榄油，接着用慢速搅打约 30 秒，倒入杯中。

/237

晚上 9：30

将纤维粉、芝麻粉及卵磷脂放入杯中，加入 1 杯 360 毫升的好水搅拌均匀。

执行方法

早上～下午 3 点前

请将混合了磷酸 Super Phos 30 的苹果汁全部喝完。

下午 4：00～5：00 左右

将硫酸镁（泻盐）加入到微温的好水中，立刻一口气喝完。

晚上 9：00

将柠檬汁和冷压初榨橄榄油用吸管一口气喝完，再取半个绿色柠檬皮含在口中（可避免反胃），赶紧去床上躺好（朝右侧躺，并且将右膝弯起来顶在肝脏的部位），至少要右侧卧 30 分钟（勿少于 30 分钟，但超过 30 分钟没关系）。

晚上 9：00 以后

右侧卧 30 分钟后即可起身，让身体稍微活动一下，再将纤维粉、芝麻粉、卵磷脂和好水拌匀后立刻喝下。

饮食叮咛

三餐只能吃生鲜的蔬菜、水果沙拉，或是烫青菜、蔬菜汤，并且要多喝好水。第 3 天的晚餐必须吃得比平常更少，并且在晚上 6 点钟前吃完。

※ 这一天也不会有不舒服的症状发生，所以可以正常地工作，但记得要多喝好水。

第四天

材料

早上起床

① 硫酸镁 1 大匙（Magnesium Sulfate，俗称泻盐）

上午 & 下午

② 纤维粉适量

③ 芝麻粉适量

准备动作

早上起床

早上起床后，将 1 大匙硫酸镁（泻盐）放入 1 杯（240ml）微温的活性好水中，搅拌到硫酸镁全部溶解。

上午 & 下午

将纤维粉、芝麻粉放入植物奶（如杏仁奶、豆奶、坚果奶）中搅拌均匀。

执行方法

早上起床

空腹时将硫酸镁（泻盐）加入到微温的好水中，立刻一口气喝完，并静待肠胃发生反应。

上午 & 下午

补充 2 次纤维粉及芝麻粉所冲泡的饮品（任何时间喝都可），千万别让排出胆囊的胆结石卡在肠壁上污染大肠和血液。

/239

饮食叮咛

※ 记住！第 4 天，一定要多喝好水（6 ~ 8 杯）。

※ 在这天第 1 次排便时，可能没有看见什么沙、石，第 2 次或第 3 次就会看见很多青色、青黄色或棕色的沙、石，浮在马桶的水面上，或是黏在粪便里，有的大如蚕石，有的小如绿豆或沙粒。

进行 4 天排胆石的第 1 天、第 2 天和第 3 天都不会出现任何的不适症，可以正常工作及生活，唯有第 4 天会产生腹泻（清除身体的废物），所以一定要留在家里，避免外出，以免造成不便！例如：你可以安排在星期四开始进行第 1 天，那么到了执行的第 4 天刚好是周日，就可以放假在家。

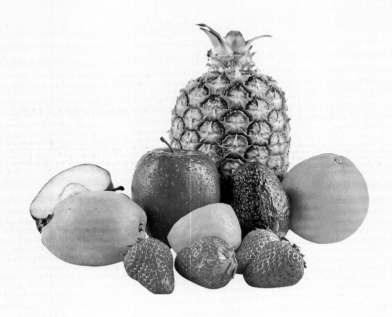

附录 8 ｜ 养生调息运动

养生调息运动完整版，请扫以下二维码收看教学视频。

养生调息运动（上）　　　　养生调息运动（下）

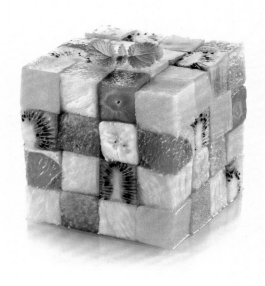

附录 9 ｜痛风个案参考（饮食／生活／运动／营养计划）

痛风是肾脏代谢失常引起的疾病。一般而言，男士罹患痛风的概率比女士高得多。绝不可忽视痛风，若不改善，有可能是肾衰竭、心脏病及淋巴癌的先兆。

痛风会引起关节炎发作、血压上升甚至肾衰竭！凡含有高嘌呤（Purine）的食物，如虾、蟹、贝壳类、鸡、鸭、猪、牛、所有动物内脏以及含高蛋白及高钙的豆腐都会使肾脏超负荷工作，无法及时将尿酸排出体外。当尿酸累积在关节，尤其是在大脚趾关节、脚踝及脚跟结成晶体时，就会带来剧痛。酒精更会加速尿酸凝结成晶体，引起剧痛，这就是痛风的起因。

只想用药物来化解尿酸晶体，无法真正解决痛风的根源。长期吃药却不肯更改饮食内容，最终会引起肾衰竭及淋巴癌！唯有改变食谱，尽快针对痛风的根源处理，也就是修补肾脏功能，方为上策。已经有痛风的人，不管是什么血型，建议都要立刻转而吃Ａ型血或ＡＢ型血的食谱（可参阅附录 1）。同时也要知道，肾脏每一秒钟都在做滤血的工作，因此痛风要完全改善，可能需要一两年的时间，才可能让肾脏完全恢复正常的功能。痛风的剧痛虽然可以靠药物或食物在 7～10 天内有所改善，甚至不觉得痛，但不要误会是已经全好了！

以下是一位痛风病人的真实案例，供大家参考。

个案参考｜多年痛风十天好转

我有痛风已经好几年，吃药都未能见效。我是一位"懒"病人，生病时习惯用吃药的方法来快速治病，但痛风这个问题反反复复出现，导致我吃药的习惯也维持了好几年。后来我病情加剧，腰也开始痛，这才害怕起来。一位朋友原本像我一样有痛风的毛病，但最近看到他，他自述通过吴医师的饮食指导，痛风已经很久没有再出现了！经过他的介绍，我在太太的陪同之下，前去拜访吴医师。

见到吴医师，我立刻跟他说："我朋友叫我来找您，用食疗来改善我的痛风。我朋友说他的痛风十天就好了……"

想不到吴医师打断我的话，说："没这么快吧？十天只是减轻痛楚，要完全改善需要一到两年的时间，你认为你可以做到吗？"

我急忙说："我不是这个意思，我是说我的朋友只照着您的食谱吃，就在十天内有明显改善。我也希望这个奇迹发生在我身上，因为实在是太痛苦了，最近腰更痛到无法伸直呢！"

于是吴医师叫我脱掉左脚的鞋子和袜子，并询问我的血型和血压。我说："我的血型是 O 型，血压是 85/125，没有吃血压药。"

他对我说："你虽然是 O 型血，但你要照着本书附录 1 的 A 型血来吃，因为你的血太酸，不能再吃会使血继续加酸的食物。"接着，他还教我喝青柠檬汁、吃酸涩樱桃、喝蔬果汁、吃五谷豆米饭及营养补充品等方法，来改善我的痛风。

照着做十天后，我的疼痛果真大幅改善了。我立刻打电话给吴医师，跟他说："如果早一点这么做，我就不用白白痛苦这么多年！我有信心一定会完全好起来的。我会跟我的一个朋友分享，他也有很严重的痛风，比我吃药时间还长。他一定会很高兴来看您，谢谢！"

暂时停止吃一切会使血液变酸的食物

★ 禁吃牛奶制品：牛奶、奶酪、奶油、奶粉、炼奶、鲜奶、含奶比萨、冰淇淋、含奶巧克力等。因为这些都含动物性蛋白质，会加剧血液的酸性，使痛风更加难受。

★ 禁吃肉类、肉汤：牛肉、猪肉、羊肉、鸡肉、鸭肉、动物内脏等。因为这些高酸性的动物性蛋白质会使肾脏过滤功能衰退，升高血液中的尿酸，带来剧痛，更是痛风的起因之一。

★ 禁吃海鲜：虾、蟹、贝壳类（除了一星期可吃一次鱼或海参）。因为海鲜有很高的嘌呤，会升高尿酸，也是痛风的起因之一。

★ 禁吃豆类和豆腐，但可吃稍微发芽的任何豆类，尤其以发芽的鹰嘴豆、青白色的利马豆（Lima Bean）或黑豆为佳。因为豆类也属于酸性食物，一样会增加酸痛，只有发芽豆才是碱性，才能减轻痛楚。

★ 禁吃用精制面粉制成的食物：面条、面包、米粉、河粉、糕饼等。这些面粉制品也是酸性，好转后也最好少吃，一星期一两次倒没问题。

★ 禁吃煎、炸、炒、烤的食物。因为食用油一经过高温加热，会产生很多自由基，破坏细胞膜，引起细胞发炎，增加剧痛，甚至癌变。

★ 避免汽水、奶茶、咖啡奶及烟酒（含酒精的饮品）。因为这些含高糖分、高刺激素及高化学物的饮品会使肾脏的过滤负荷加重，加速肾功能的衰竭。

以上都是会使血液变酸的食物，痛风患者最好暂时完全禁绝，等过9个月有好转改善后，可再少量吃一些。**但若能戒口，则最好戒掉**，等一年或两年后，腰部不再痛、肾脏完全好了时才可以少量吃！这样更安全。

改善痛风，实行天然且没有药物副作用的自然饮食法，可以喝青柠檬汁以及吃紫红色很酸涩的樱桃。这两个方法都有可能使患者很快感受到改善的效果，但这只是将尿酸排出体外和将尿酸晶体溶解，只是治标非治本！要治本，就要改善肾脏功能，快则一年内，慢则可能需要两年，甚至更长的时间，视病人各方面的健康情况而定！

青柠檬汁，连续喝 4 ~ 7 天：

取 4 个大的青柠檬，用手掌捏压软后，切开一半，将汁挤入有 4 杯活性水的瓶内，混合摇匀后，在 1 天内喝完，连喝 4 ~ 7 天，并且每天还要喝 6 ~ 8 杯的蒸馏水及活性水，互相交替着喝。

在这 7 天内，只能吃一切清蒸、水煮或全生的蔬菜，以及隔天吃半杯稍微发芽的豆和五谷豆米饭。

酸涩樱桃（Tart Cherry），每天吃 30 ~ 40 粒：

每天吃 30 ~ 40 粒紫红色、很酸涩的樱桃，持续吃 4 ~ 7 天，越酸的樱桃效果越好。此外，天天只能吃蔬菜和少量酸的水果，如猕猴桃、青苹果、百香果。

要尽快将体内毒素清除干净

断绝了不好的饮食习惯，同时也不再将会污染血液的食物送进体内后，喝能强肾祛毒的蔬果汁是最佳的选择。

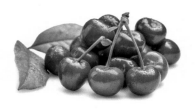

▲ 樱桃

强肾祛毒蔬果汁

■ 分量: 1 天 4~5 杯　　　口感: 微酸甜

材料

蔬菜:

- 大番茄 / 1 个
- 胡萝卜 / 1 条
- 中型甜菜根 / 1 个
- 西洋芹 / 2 根
- 芦笋 / 3 根
- 切碎的防风根（Parsnip）/ ½ 杯

水果:

- 猕猴桃 / 2 个硬的
- 蓝莓 / ½ 杯（或黑醋莓半杯，或有籽的黑葡萄 10 ~ 15 粒）

香料:

- 香菜 / 3 小支
- 巴西利（洋香菜）/ 7 小支
- 连皮老姜 / 5 ~ 10 片
- 姜黄粉 / 1 小匙
- 小茴香 / 1 小匙

种子:

- 亚麻子 / 2 小匙
- 黑芝麻 / 3 小匙

好水:

- 活性好水 2 杯（或 1 颗青嫩椰子汁）

营养补充品:

- 卵磷脂 / 1 大匙
- 蜂花粉 / 2 小匙
- 绿藻 / 15 粒

做法

所有食材洗净；番茄、胡萝卜切块；甜菜根去皮切块；西洋芹、芦笋切段；防风根切碎；猕猴桃去皮切块备用。

将活性水倒入 3.5 匹马力的蔬果机内，再放入所有的蔬菜、水果、香料、种子及绿藻，一同搅打 2 分钟成汁，再打开盖，加入卵磷脂、蜂花粉，再续打约 30 秒，就有 4 ～ 5 杯的量。

 Dr. Tom Wu 健康小叮咛

> ★ 早上 2 ～ 3 杯当早餐，中餐晚餐前 1 ～ 2 小时各喝 1 杯，一天最好喝完 5 杯，不要少于 4 杯，多喝会更好。
>
> ★ 蓝莓也可以用等量的枸杞替代。

每天午、晚餐吃种类多、颜色丰富的生菜沙拉与五谷豆米饭

午餐和晚餐可以各先吃一大碟全生沙拉，之后再吃些烫熟或半熟的蔬菜和五谷豆米饭。

午餐和晚餐的生菜沙拉可以用同蔬果汁一样的食材（分量随意），加半杯稍微发芽的鹰嘴豆、白色扁豆或黑豆，再加很多切细的海带或海藻，以及椰子油或黑芝麻油及少量的生坚果片。记住！每一口食物都要细嚼 30 ～ 40 下再吞下去，这样才容易消化食物和吸收营养。

除此之外，每天还须搭配良好的生活习惯。

每天喝 6 ~ 8 杯好水、3 ~ 4 次排便、快步走加上按摩

★ 每天还要再慢慢喝 6 ~ 8 杯蒸馏水和活性好水（交替来喝）或更多些。

★ 每天还要有 3 ~ 4 次大便。如果没能达到 3 ~ 4 次，可服用纤维粉和芝麻粉。将 2 大匙纤维粉和 3 ~ 4 大匙的芝麻粉放入 1 大杯（约 360 毫升）的好水或青椰子汁，一天食用 2 次或 3 次，务必保持每天要有 3 ~ 4 次的大便。

★ 每天还要尽量在阳光下快步走 20 分钟，虽然起初因为痛有点困难，但慢慢就会适应！也可在温和的阳光下轻松散步半小时。

★ 每天要将优质的按摩油涂在痛的地方，轻轻按摩，慢慢地加重压力，直到能承受为止。每个痛的地方每次按摩 1 分钟，1 天 2 ~ 3 次。也按摩相对不痛的地方，涂上按摩油后，以非常大的力道按摩和捏压，以感觉有痛感为准，按摩 1 分钟。再将按摩油涂于手掌中，将手掌放在腰部肾脏的位置，以顺时针方式按摩 49 下，再以逆时针方式按摩 49 下，1 天 2 ~ 3 次，任何时间皆可做。

每天建议补充的适量营养品

我也建议他要长期补充一些营养品，至少 1 ~ 2 年：

★ 用来增加肾脏能量、活化肾细胞、含有辅酶 Q10 成分的营养品。

★ 用来修补肾脏的细胞膜、含有亚麻籽油酸成分的营养品。

★ 用来增强肾脏功能、促进肾上腺激素的平衡分泌、含有淫羊藿（horny goat weed）和玛卡（maca）等成分的营养品。

★ 要补充益生菌。很多痛风患者因为长期服药及喝咖啡，肠内的有益菌已经死光了，因此每天要适时适量补充肠道益生菌。

若已经由痛风转变为淋巴癌或肾癌或肾上腺癌，除了要将蔬果汁增加为 6 ~

7杯、用优质按摩油按摩肾脏和输尿管的反射区、服用上述营养品外，还要再补充以下的目标营养品：

★ 用来平衡整体激素分泌，含有贝母（fritillaria bulb）、荨麻（nettle）及香附子（cyperus rhizome）等成分的营养补充品。

★ 用来增强免疫系统的营养品。

★ 用来帮助免疫系统切断血管增生的营养品。

★ 帮助肝脏的解毒功能，含有红甜菜根、百叶蓟、乳蓟、蒲公英及几十种对肝有益营养成分的营养补充品。同时最好也照本书附录7做4天的排胆石，让肝脏更加容易排毒，减轻肾脏的排毒压力。

每天按摩肾、输尿管和膀胱的反射区

痛风是因为尿酸累积过多，因此要经常按摩肾、输尿管和膀胱的反射区（涌泉穴）。在肾、输尿管和膀胱的反射区均匀涂上按摩油，用双手大拇指大力按摩肾、输尿管、膀胱等反射区（涌泉穴）。痛的地方要多按几次，让按摩效果深入。若有失禁问题者，也可以按摩此处。

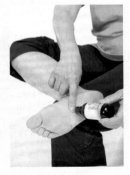
涂按摩油

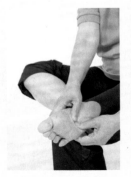
按摩脚

肾脏病患采用生机饮食特别须知——肾脏衰竭的特别蔬果汁

肾脏病患若要尝试以上的生机饮食，需特别加用以下食疗方：

★ 将 7 根巴西利及 3 根香菜切细碎，放入蔬果机，一天用 2 杯的活性好水打汁，一天用青椰子汁打。打 2 分钟后分成 2 份，一份早上空腹喝，留一份下午空腹喝。喝时一定要先加一个青柠檬挤的汁。

★ 也可将优质的按摩油涂在双脚底的肾脏反射区（涌泉穴）及输尿管反射区，用双手大拇指指尖上下按摩 10 ~ 20 下，再大力按压、放松，如此持续 9 次，一天按摩 3 回。按摩后，要慢慢喝 1 大杯用温的活性好水冲泡的花旗参或西伯利亚参茶。绿茶、黑茶（Black tea）、红茶、白茶（White tea）及咖啡都不宜喝，并坚持吃 A 型血不宜吃动物蛋白质的食谱，详情请参考附录 1。

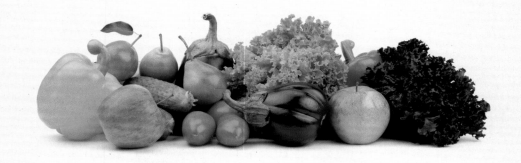

附录 10 | 高血压个案参考（饮食 / 生活 / 运动 / 营养计划）

　　一般人在休息时的平常血压是 120/80 毫米汞柱，但当紧张和运动的时候，血压就会上升，这是正常的自然反应。如果在休息时，血压超过 140/90 毫米汞柱，正统医学称之为"高血压"。如果没有做体检量血压的话，一般人不会知道自己有高血压，所以高血压也被称为"无声杀手"。

　　而一旦量出有高血压，医生一定会开降压药，还吩咐病人要定时服药，以免心脏病发作。也因为这样，在美国就有两千多万人正在服用降压药！

　　其实，身体并不是因为缺乏降压药而升压，而是因为缺乏某些食物的营养及伤害了某些器官而升压。医生应该去追根究底关心病人的生活作息是否不正常、缺乏什么营养等等，帮助病人从根本改善，再衡量是否要开药来降血压。

　　要知道高血压药会有许多可能的后遗症，包括阳痿、性无能以及伤害肝脏、肾脏和肾上腺，最终还可能要洗肾。

　　聪明的人万一有高血压，首先要找出问题的所在：是肾脏有问题？糖尿病？胆固醇过高？肥胖？工作压力大？血管阻塞？还是心脏有毛病？这些因素都会引起高血压。若不先解决根本问题，就算服药而不改正错误的饮食和生活习惯，仍然无助于高血压的改善！

个案参考 | 40 岁男性 / A 型血

　　我在 35 岁那年做例行健康检查时，医生发现我有高血压，叮嘱我要按时服用高血压药物，至今整整 5 年了。我每天都规律地吃药，血压也控制得很好。但

/251

只要我外出旅行忘记吃药时，血压便又会上升回来。如果继续吃药，血压就没问题。

我最大的愿望就是不要再被药物掌控，能自在健康地过日子。我一位朋友原本也有高血压，但见了吴医师后实施了生机饮食法，血压恢复正常，3 年来一直都很健康快乐。

于是我去找了吴医师，遵照他的指导改变了饮食和生活方式，到了第 3 个月，血压就开始下降了！吴医师要我至少维持 6 个月，我一定会照办的！现在我深信只要实施生机饮食法，改变不良的生活习惯，高血压就不会再回来找我。真感谢吴医师救了我们这些因为生病而失去人生乐趣的人，帮助我们找回健康和幸福。

立刻停止吃进更多含毒素的食物，以免血压飙升

这位男士是 A 型血的人。如果他要让身体内的五脏六腑能正常工作，改善高血压，那么他就得先暂时停止吃以下食物：

★ 牛奶制品：牛奶、奶油、奶酪、冰淇淋、布丁、奶酪、酸奶、含奶比萨、含奶巧克力等，都应该尽量避免。因为 A 型血的人不宜吃这类食品，吃了恐会阻塞血管，引发高血压。

★ 肉类：除了野生的深海鱼类，如鲑鱼、罐头沙丁鱼、金枪鱼之外，鸡、猪、牛、羊、鸭等肉类都不要吃。鱼类也不是天天吃或是三餐吃，而是每隔 3 天吃 1 次，每次大约吃 30 克的分量即可。因为 A 型血的人不宜多吃动物蛋白质。

★ 任何煎、炒、炸、烧、烤的食物，尤其是薯条、炸鸡、洋芋片、烤乳猪，以及现代人每天早餐都吃的炒蛋及煎蛋等。这些饱含高油脂、高热量的食物，都容易造成血压升高。

★ 面粉制品：例如面包、面条、意大利面、包子、馒头、饺子、油条、葱油饼、烧饼、蛋糕、糕点、饼干等。这些食物都隐藏着很多的反式脂肪，容易阻塞人体的血管而让血压上升。当然，如果每星期少量地吃1~2次是没问题的。

★ 花生和花生制品（花生酱、花生糖）以及腰果。这三样东西若常吃，会让血压急速升高，而且降不下来。

喝蔬果汁让血压恢复平稳

断绝了不好的饮食习惯，停止了将污染血液的食物送进体内后，接下来要开始净化血液，将血液里的毒素从体内清除掉，帮助血压维持在稳定的状态。喝蔬果汁是最好的选择，我提供的建议是：

平稳血压蔬果汁

分量：1天6~7杯　　　口感：酸甜

材料

蔬菜：

· 全红大番茄／2个 · 西芹／3根

· 胡萝卜／1根 · 芦笋／5根

· 中型甜菜根／1个 · 海带／半杯

水果：

· 狝猴桃／2个

· 有籽麝香红葡萄／10~15粒，以及任何你喜欢的水果(目的为增加蔬果汁的风味)。

香料：

- 香菜／3 小支

- 巴西利（洋香菜）／3 小支

- 丁香粉或小茴香粉／1 小匙（可任选一种，或轮流更换）

种子：

- 亚麻籽／2 小匙

- 黑芝麻／3 小匙

好水：

- 活性水／2 杯（用来增加活性矿物质和平衡血液的酸碱度）

做法

① 将所有需要预先清洗的材料洗净备用。

② 甜菜根、猕猴桃削去外皮后，切小块；大番茄、胡萝卜、西芹、芦笋、香菜、巴西利（洋香菜）也都切成块状或段状，备用。

③ 将活性水倒入 3.5 匹马力的蔬果机内，再放入所有的蔬菜、水果及香料，一同搅打 2 分钟成汁，即可饮用。

每天午、晚餐都要吃一大盘种类多、颜色丰富的生菜沙拉

所有蔬菜以生吃为优先，其次为清蒸、水煮或煮成一锅蔬菜汤。如果是吃熟的蔬菜，可加些蒜蓉、姜末及香菜，并淋上石榴油或冷压初榨橄榄油和有机苹果醋调味。记住！每一口蔬菜都要细嚼 30 ～ 40 下再吞下去，这样才容易消化食物和吸收营养。

如果想吃鱼，只能吃清蒸鱼或鱼汤，且都要加老姜丝、蒜头片和切细的香菜。

不想吃鱼，可以用一颗全熟的水煮有机蛋代替，蛋白、蛋黄都要吃。如果想吃米饭，要选择糙米加荞麦或燕麦，且煮饭的时候要加入 6 ~ 7 小瓣的蒜头、姜丝、香菜和小茴香一起煮食。这些材料也可熬成粥食用。血压升高时，可用玉米须煮水喝，亦有助于降血压。

全生蔬果沙拉

材料（分量随意，除非有特别注明）

蔬菜：

全红大番茄、胡萝卜、甜菜根、西芹、芦笋、带皮大黄瓜、黄豆芽或绿豆芽、海带、稍微发芽的任何豆类。

沙拉酱汁：

香菜末、巴西利（洋香菜）、带皮老姜泥、蒜头、九层塔末、迷迭香、丁香粉（或葫芦巴粉）、冷压初榨橄榄油或石榴油、有机苹果醋、青柠檬汁。

做法

① 全部材料清洗干净；大番茄切片；胡萝卜、甜菜根去皮，刨成丝；西芹、芦笋切段；带皮大黄瓜切小块状与黄豆芽一起，放入容器中。

② 将全部的沙拉酱汁材料放入容器中混合成酱汁，淋在处理好的生菜沙拉上，即可食用。

/255

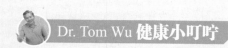

★ 除了食谱里的材料，还可加入适量的生坚果、猕猴桃、有籽麝香红葡萄，让沙拉的风味更佳。吃完一大盘生菜沙拉后，就可以吃任何自己喜欢的食物（花生和花生制品的食物除外）。

除了上述方法外，我也建议这位先生不要忘记每天按摩脚底，亦有助血压的平稳。

按摩涌泉穴和输尿管位于脚底的反射区

找到位于脚底的涌泉穴和输尿管的反射区，均匀涂上按摩油。用左右两手的大拇指一同用力按压 30～40 秒，1 天 2～3 次。接着将按摩油涂于大脚趾的外侧，用手指关节大力地上下按摩 30 秒～1 分钟，1 天 2～3 次。另外还可以按摩颈动脉窦（颈动脉窦是指颈动脉的中间部位，它是管理血压的地方），以圆圈方式轻揉 9 下，两侧都要按摩，1 天 2～3 次。

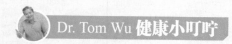

Dr. Tom Wu 健康小叮咛

★ 涌泉穴是肾脏和肾上腺的反射区（请参阅附录 14）。有肾脏、尿道炎疾病者，可以按摩此处加输尿管和膀胱的反射区。

放松的运动，让心灵喜悦，血压不升高

吃对、喝对，让五脏六腑能正常运作，但情绪紧张、工作压力和便秘，也会让血压上升。最好的方法是做放松的运动以及大笑，让喜悦的心灵来降压。

★ 每天要深呼吸：让废气由肺部排出。尤其是情绪太紧张，想发脾气的时候，要立刻深深慢慢地吸气入肺部，再慢慢地吐出来，连续做 4～5 次。

★ 每天要在强阳光下快步走 20～30 分钟：快步走是很安全很经济的运动，而阳光可以帮助强化免疫力及修补身体损坏的细胞。快走时要一边冥想着："我的血压已经恢复正常……"也可在早上及黄昏时，在温和的阳光下轻松散步半小时。

建议每天补充的适量营养品

同时我也告诉他，除了以上的蔬果汁和午、晚餐食谱，还可以补充一些营养品：

★ 帮助增强心脏功能、含有辅酶 Q10 成分的营养品。

★ 帮助净化血管的营养品。

★ 帮助软化血管、修补细胞膜、含有亚麻籽油酸成分的营养品。

★ 帮助增加胃酸、协助消化食物及吸收营养成分的营养品。

★ 帮助消化食物、含有各种消化酶成分的营养品。

★ 帮助达到 1 天 3～4 次排便效果的纤维粉和芝麻粉。服用方法为将 2 大匙纤维粉和 3 大匙芝麻粉（黑或白芝麻粉都可以）放入 1 大杯 360 毫升的活性水或豆浆中，轻轻摇匀后立刻喝下，可视个人需求，1 天喝 2～3 次。

最后我告诉这位男士，只要敞开心胸，愿意相信自己身体的自愈力，好好照着食谱执行，身体就会愈来愈健康。这时他就可以对食谱的要求放轻松一点，譬如从每天要喝 6～7 杯蔬果汁，改成只喝 4 杯蔬果汁就可以，即早上 2 杯当早餐，午餐和晚餐前 1 小时左右各喝 1 杯，偶尔吃一点犯规的食物也无所谓了，最重要的是，一定要保持天天都有 3 ~ 4 次排便。

6 个月之后，他打电话来向我报喜，并谢谢我的指导。我说："应该是我谢谢你，因为你肯对你的身体健康负起责任，才会这么快就恢复正常的血压。你一定要继续保持健康的饮食，才能永葆健康！"

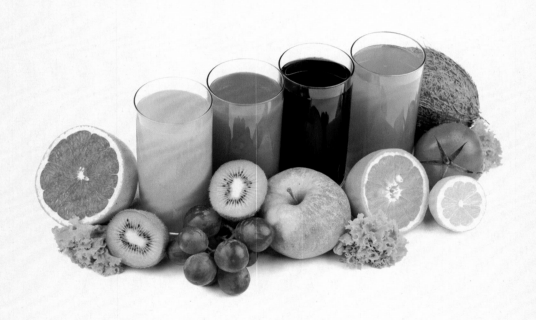

附录 11 ｜维生素 D₃

什么是维生素 D？

首先我们要了解，维生素 D 其实不是维生素，而是激素，叫作"钙化醇"（Cholecalciferol）。目前我们在市面上可以购买到两种维生素 D，分别为"维生素 D₂"与"维生素 D₃"。

"维生素 D₂"叫做"麦角钙化醇（Ergocalciferol）"，多存在于坚果、种子、胚芽、菇类、酵母及绿色蔬菜等植物中。

"维生素 D₃"则称为"胆钙化醇（Cholecalciferol）"，多存在于蛋黄、动物内脏与高脂肪的深水鱼，例如鲑鱼、沙丁鱼等鱼类中。

人体易缺乏维生素 D，应适时补充

加州精神病专家卡耐尔医师（Dr. John Cannel）曾提出一个重要理论，认为流行性感冒与人体内维生素 D 含量的下降有密切关系。卡耐尔医师认为维生素 D 对人体免疫系统影响极大，健康的人也会缺乏维生素 D，尤其是在冬天。

卡耐尔医师的大部分病患是非洲裔美国人，他们的天然肤色会干扰太阳光产生天然的维生素 D，加上无法经常晒太阳（食物中的维生素 D 可分为两种：存在于菇类或酵母中的维生素，称为麦角钙化醇；存在于动物性食物中的称为胆钙化醇。经过阳光照射后，前者转变成维生素 D₂，后者则转变成维生素 D₃），因而使卡耐尔医师怀疑，病患血液中的维生素 D 含量根本不足。而正因为维生素 D 含量过低，他们才会罹患各种疾病。

这些非洲裔美国人经过进一步的血液化验，结果证实了卡耐尔医师的怀疑是正确的。于是他让一部分患者每天服用 2000 国际单位的维生素 D₃，结果这部分患者果然比没有服用维生素 D 的患者较不易在冬天感冒，就算和已经得了感

冒的患者接触，也没有被传染的迹象。

这个成功的实验，也让卡耐尔医师和他的家人决定，在寒冷的冬天，一定要每天摄取 5000 国际单位的维生素 D_3。他认为预防疾病最重要的并非服用预防病毒的药物，而是多接触阳光。

阳光是所有动植物的生命来源之一。有了阳光，植物才能进行光合作用，提供氧气给动物呼吸。且太阳的热能将海洋的水蒸发升空，变成水汽滋润大地，滋养植物生长，进而开花结果，喂养动物。

在农业时代，人们整天在阳光下工作，很少听说有皮肤癌，也很少有高胆固醇的问题，因为阳光中的紫外线能将胆固醇转变成维生素 A，维生素 A 可以润泽皮肤，预防皮肤癌。此外，紫外线又可以将胆固醇转变成维生素 D_3，维生素 D_3 不仅可以防癌，还对骨质疏松症有预防效果。还有，阳光中的紫外线会激发皮肤上的黑色素（Melanin），让皮肤变成棕褐色的健康肤色。阳光的紫外线还可以将皮肤上的真菌、细菌杀死，防止皮肤癌、皮肤癣等。

既然阳光的好处如此多，为什么现代人这么怕晒太阳，外出前一定要涂上一层防晒霜才敢出门？那是因为太多的宣传告诉我们防晒的重要，但大家却忽略了，在皮肤上涂抹防晒霜，虽然能使紫外线无法到达皮肤底层，但也带来了更大的风险，那就是罹患皮肤癌的概率升高。

为什么会有越来越多的高胆固醇患者、骨质疏松症患者和流行性感冒患者？这都是因为人们被商人的大肆宣传说服，把紫外线说成是最可怕的敌人，又说大气层中的臭氧层破了一个大洞，使得过强的紫外线造成皮肤癌。而我却天天都晒半小时正中午的阳光，感受大自然的温暖。我衷心地请大家试试看，到户外去晒太阳吧!

　　不同季节各要晒多久太阳,才能得到足够的维生素 D_3,预防感冒并帮助骨骼吸收钙?

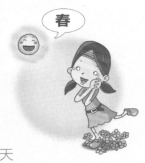

春天
日晒最佳时间:
中午 12 点到下午 2 点之间
每天要晒 45 分钟太阳,才能得
到 2000 国际单位的维生素 D_3

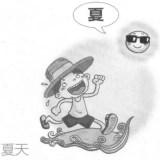

夏天
日晒最佳时间:
上午 11 点到下午 4 点之间
每天只要在日光下晒 20 分钟,就能得
到 2000 国际单位的维生素 D_3

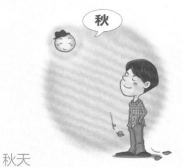

秋天
日晒最佳时间:
上午 10 点,以及中午 12 点到下
午 2 点之间
每天要晒 1 小时,才能获得
2000 国际单位的维生素 D_3

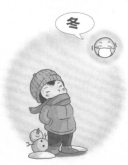

冬天
日晒最佳时间:
中午 12 点
若没有太阳,则每天需服用 5000 ~
10000 国际单位的维生素 D_3;如有太
阳,则要晒 2 小时

261

附录 12 | 冷热浴可提升免疫力和改善血液循环

冷热浴是一种御寒抗冷的方法，还能加速血液循环、增强免疫力和自愈力、防止感冒、促进新陈代谢和延缓老化。

开始时与我们平时习惯的洗澡方式并无不同。洗完澡后就用尽可能热的热水（以不烫皮肤为准）淋浴 3 分钟，之后立刻用很冰冷的冷水淋 30 秒（淋前先深吸一口气再慢慢呼出），这样来回 3 次，最后一次用冷水冲 30 秒结束，擦干身体就可着衣。

但如果是老人家或冬天太寒冷时，淋完 3 分钟热水要转冷时，可先改由热水转温水，多日练习习惯后，再由温水转冷水，这样更为安全。有心脏病和重症患者不可尝试，须等病情好转后，视身体状况而定。

天天实行冷热浴，以后天气再怎么冷也不怕了。冷热浴法第一次实行最好选择夏天，这样才不会因身体不适而感冒。之后天天进行冷热浴，到了冬天时，实行冷热浴时也会感觉很舒服。

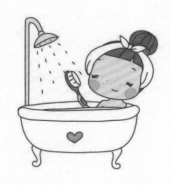

冷热浴（健康的人）进行方法

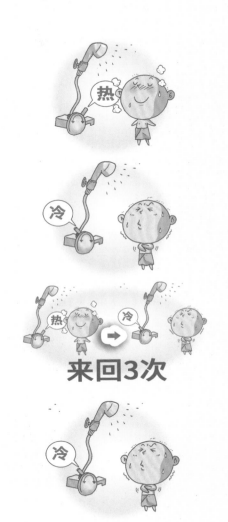

步骤 1

洗完澡后就用尽可能热的热水淋浴 3 分钟（以不烫皮肤为基准）。

步骤 2

再立刻用很冰冷的冷水淋 30 秒（淋前先深吸一口气再慢慢呼出）。

步骤 3

再重复用热水淋 3 分钟，再用很冰冷的冷水淋 30 秒，这样来回 3 次。

来回3次

步骤 4

最后一次用冷水冲 30 秒，完成。

冷热浴（体弱、病患及老年人）进行方法

步骤 1

洗完澡后就用尽可能热的热水淋浴 3 分钟（以不烫皮肤为基准）。

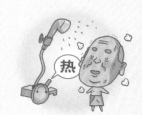

步骤 2

再立刻用温水淋 30 秒。

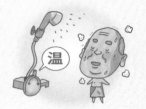

步骤 3

再立刻用很冰冷的冷水淋 30 秒（淋前先深吸一口气再慢慢呼出）。

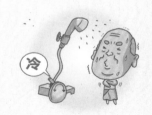

步骤 4

再重复用热水淋 3 分钟，再用很冰冷的冷水淋 30 秒，这样来回 3 次。

步骤 5

最后一次用冷水冲 30 秒，完成。

温馨提示：建议老年人在夏天开始尝试，不要选在冬天。

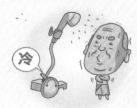

附录 13 ｜神奇脚部按摩法

功效：消除疲劳及水肿、调节免疫系统。

按摩次数：每次最少重复 9 次（任何时间都可以做）。

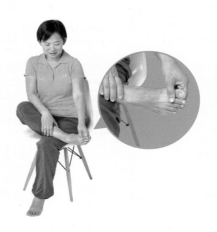

动作 1

　　→采用坐姿，将右脚放在左膝上面，然后左手握住全部的右脚趾，右手握住右脚踝。

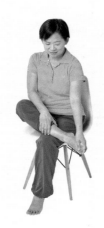

动作 2

　　←以画大圆圈的方式（顺时针方向）旋转 10～20 次，再逆时针方向旋转 10～20 次。

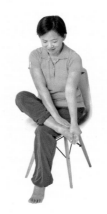

动作 3

　　→接着左手握住全部的右脚趾（右手握住右脚踝），以上、下方式摆动整只脚 10～20 次。

/265

动作 4

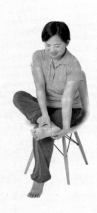

图说：解溪穴

←大力按下、再放松9次，之后以顺时针圆圈的方式按压9次（在足部前面的解溪穴），消除脚部的水肿。

动作 5

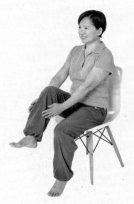

←接着用双手的大拇指用力按压脚底（以二平行线方式）由上往下按压10～20次。

动作 6

→将右脚放下来，用双手手掌由下而上拍打腿部的左右侧10～20次，再换脚做（重复做1～6个动作）。

 Dr. Tom Wu 健康小叮咛

　　如果脚踝有水肿，可先涂上优质的按摩油，慢慢由轻力道到重力道按摩及按压水肿部位约1分钟，之后按照上述第2及第3个动作，画大圆圈和摆动，再加上第4个按压动作，一天可做2～3次，保持血液和淋巴液的疏通流畅。

　　做完了脚部按摩法之后，请慢慢地一小口一小口喝下一大杯柠檬参茶，但不要加任何糖及蜂蜜调味。

附录 14 ｜足部反射区彩色图解参考

SOLE REFLEXOLOGY
足底反射区图

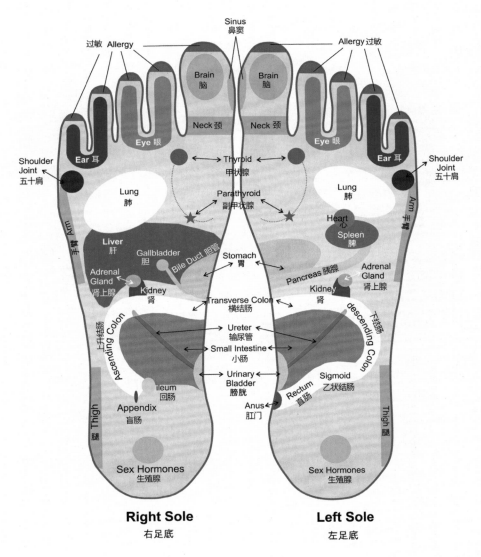

Right Sole
右足底

Left Sole
左足底

UPPER RIGHT FOOT REFLEXOLOTY

右足背反射区图
（左足背与此对称）

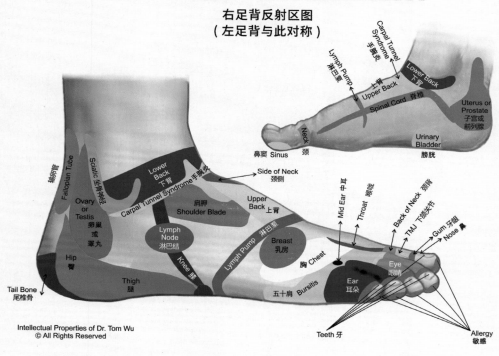

Intellectual Properties of Dr. Tom Wu
© All Rights Reserved

附录 15 | 部分营养品功效查询表

营养品	功效
辅酶营养品	改善血液循环、增强心脏功能、促进细胞产生能量
清肝素营养品	帮助肝脏解毒，减轻肝脏的排毒压力
胃酸营养品	增加胃酸，协助分解食物及吸收营养成分
消化酶营养品	增加消化酶，帮助消化及吸收营养
清肝素营养品	帮助肝脏解毒，减轻肝脏的排毒压力
益生菌营养品	帮助平衡大肠生态，促进消化、排便
硫酸锌营养品	帮助清理身体的水环境及油环境内毒素
甲状腺素营养品	平衡肾上腺素的分泌、加强肾脏功能
烟酰胺营养品	维持神经系统、脑部机能正常及改善血液循环
藜豆素营养品	辅助中枢神经系统功能运作

附录 16 | 掌握养生四大要诀

—— **不一样的自然养生法** ——

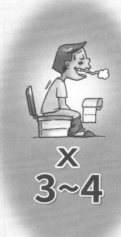

每天保持 3 ~ 4 次大便

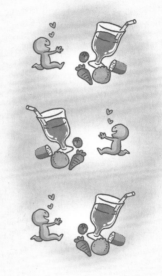

每天至少喝 3 杯蔬果汁

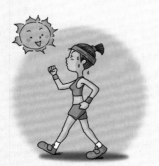

适当休息，定时运动

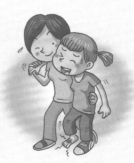

心中有爱